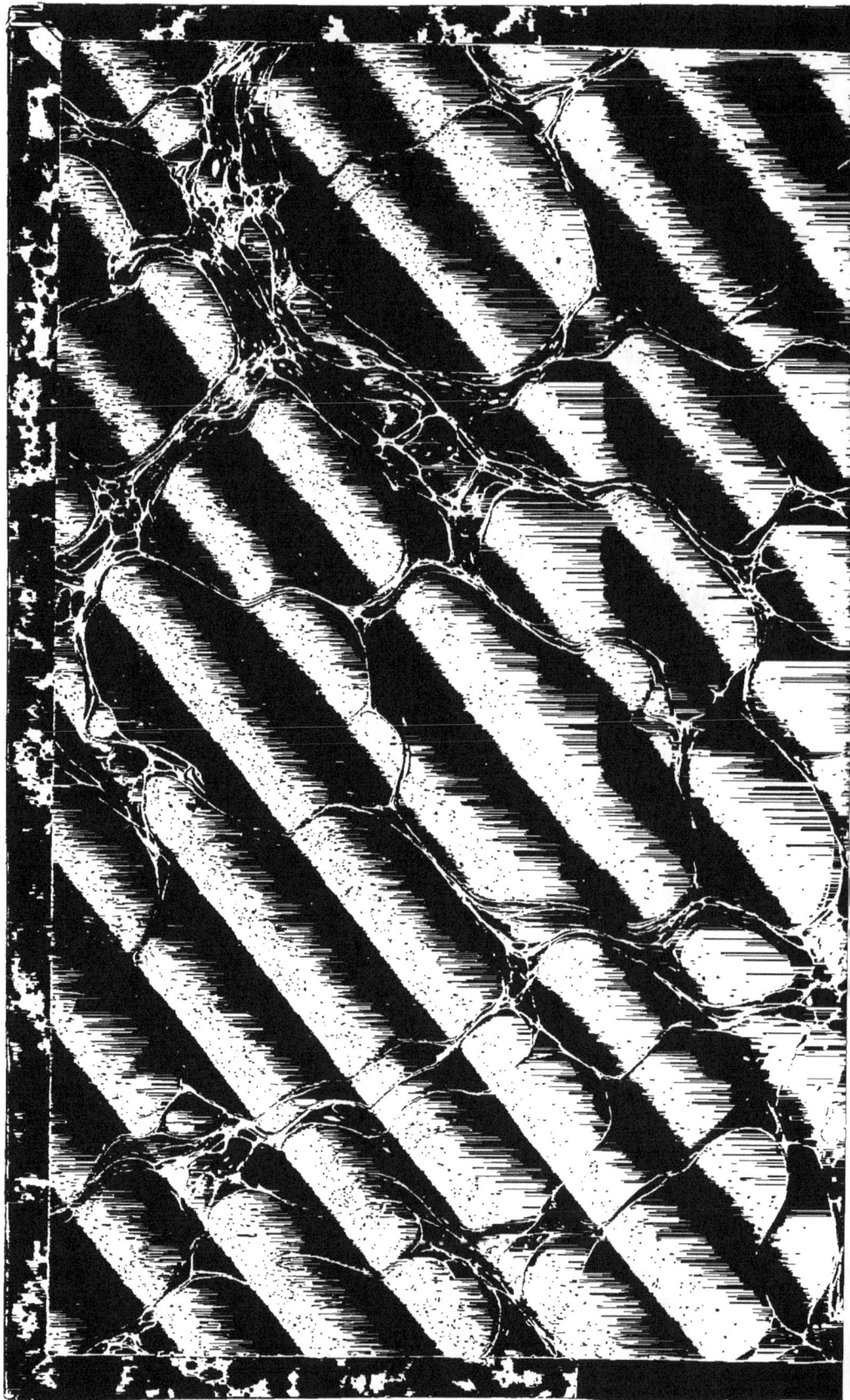

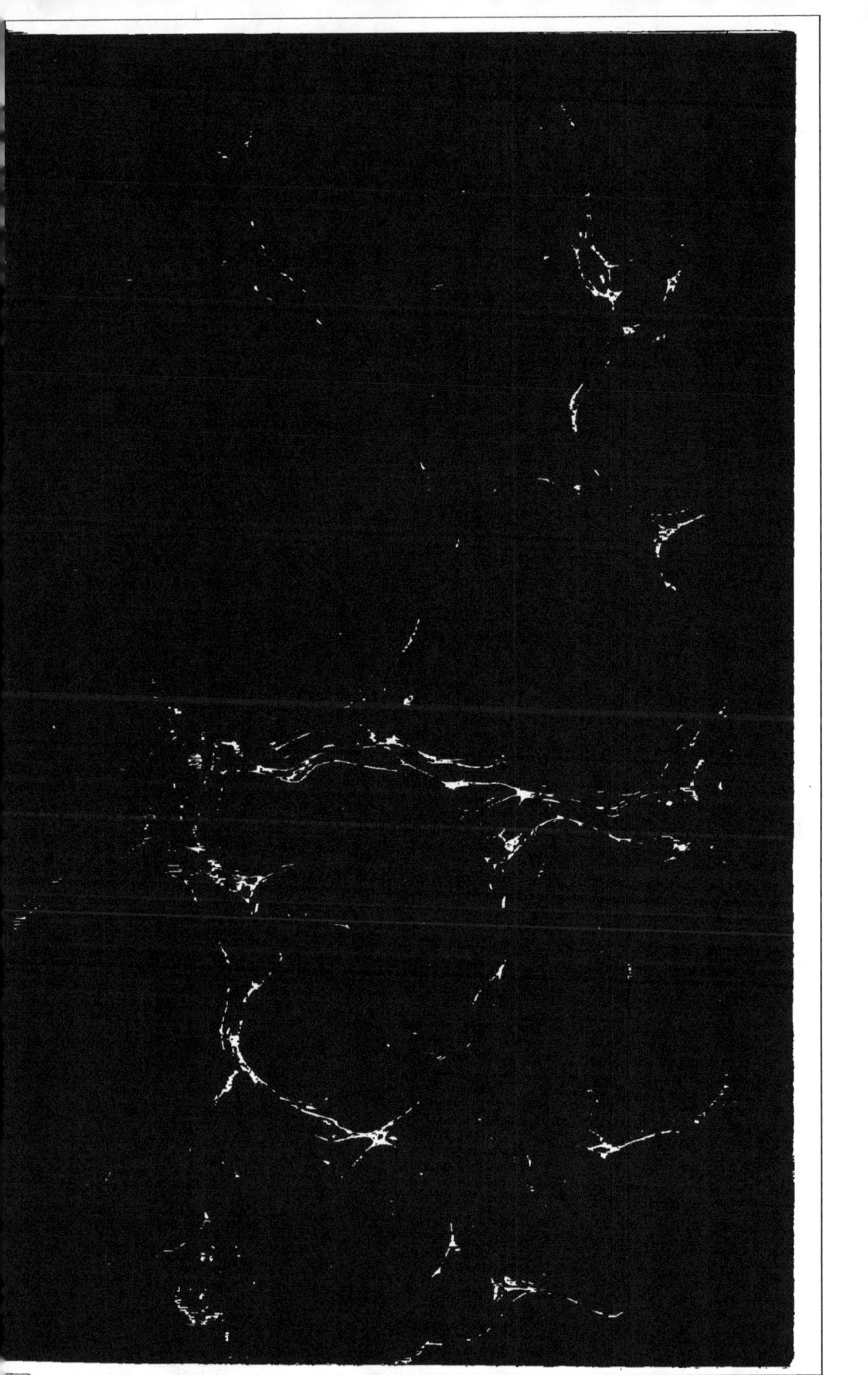

LE CUIVRE

ET

LE PLOMB

DANS

L'ALIMENTATION ET L'INDUSTRIE

AU POINT DE VUE DE L'HYGIÈNE

PAR

E. J. Armand GAUTIER

MEMBRE DE L'ACADÉMIE DE MÉDECINE
LAURÉAT DE L'INSTITUT

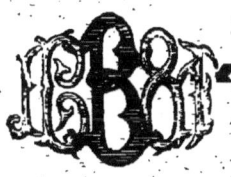

PARIS

LIBRAIRIE J.-B. BAILLIÈRE ET FILS

19, rue Hautefeuille, près du boulevard Saint-Germain

1883

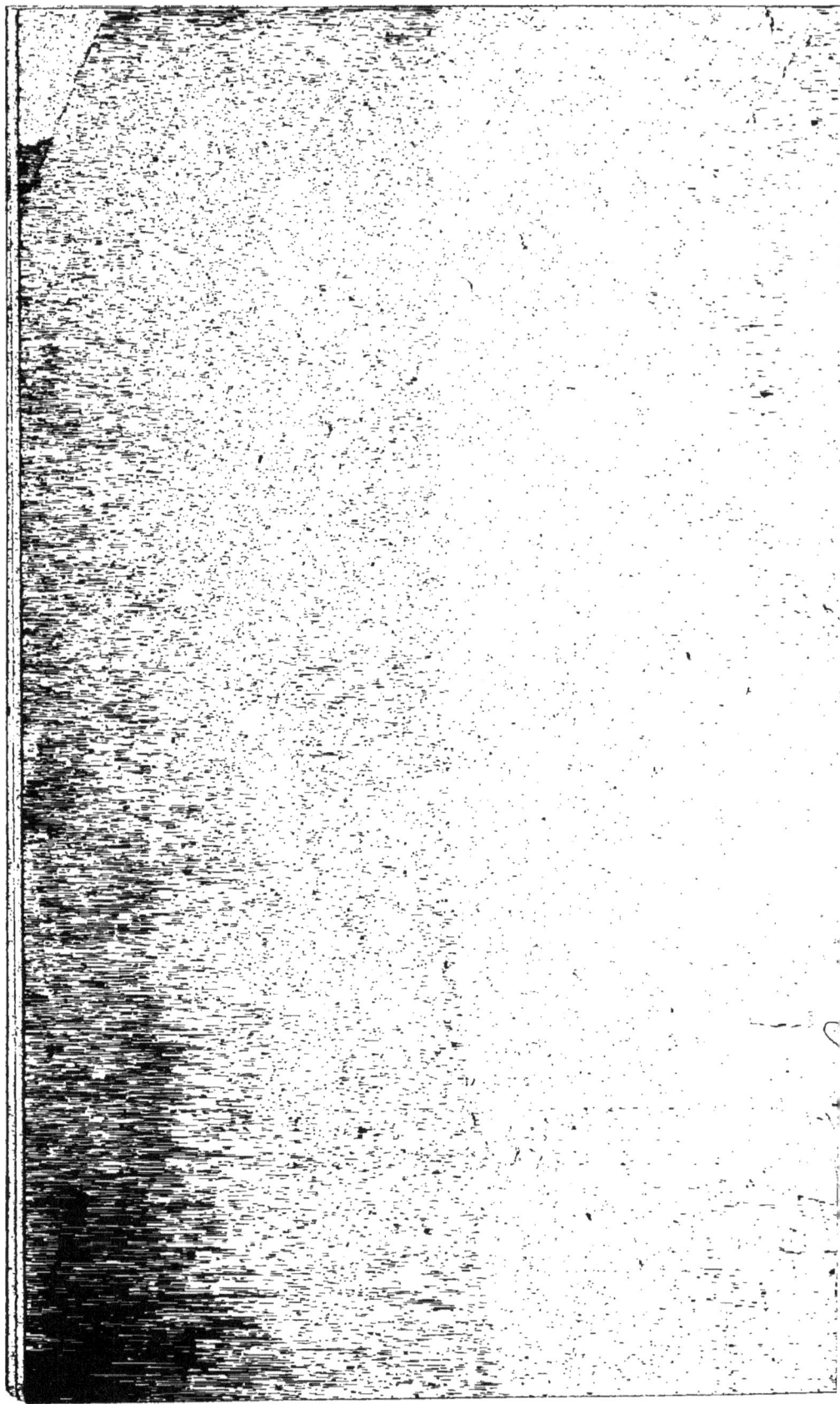

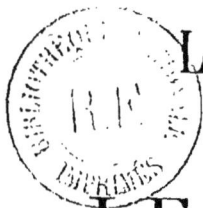

LE CUIVRE

ET

LE PLOMB

PRINCIPAUX OUVRAGES DU MÊME AUTEUR

LES EAUX POTABLES AU POINT DE VUE CHIMIQUE, HYGIÉNIQUE ET MÉDICAL, in-8º. Paris, 1862. J.-B. Baillière et fils, éditeurs.

LES FERMENTATIONS PHYSIOLOGIQUES ET PATHOLOGIQUES. Thèse d'agrégation de la Faculté de médecine de Paris (Concours de 1869. Savy, éditeur).

LES NITRILES DES ACIDES GRAS ET LES CARBYLAMINES. Thèse pour le doctorat ès siences. Paris, 1869. *Annales de chimie et de physique*. 4e série, t. XVII ; page 103.

TRAITÉ DE CHIMIE APPLIQUÉE A LA PHYSIOLOGIE, A LA PATHOLOGIE ET A L'HYGIÈNE. 2 vol. in-8. Paris, 1874. Savy, éditeur.

LA SOPHISTICATION [DES VINS. Coloration artificielle et mouillage. In-18 jésus. Paris, 1877. J.-B. Baillière et fils, éditeurs.

4666-82. — CORBEIL. Typ. et Stér. CRÉTÉ.

LE CUIVRE

ET

LE PLOMB

DANS

L'ALIMENTATION ET L'INDUSTRIE

AU POINT DE VUE DE L'HYGIÈNE

PAR

E. J. Armand GAUTIER

MEMBRE DE L'ACADÉMIE DE MÉDECINE
LAURÉAT DE L'INSTITUT

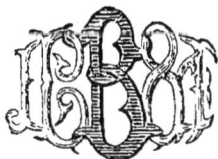

PARIS

LIBRAIRIE J.-B. BAILLIÈRE et FILS

19, rue Hautefeuille, près du boulevard Saint-Germain

—

1883

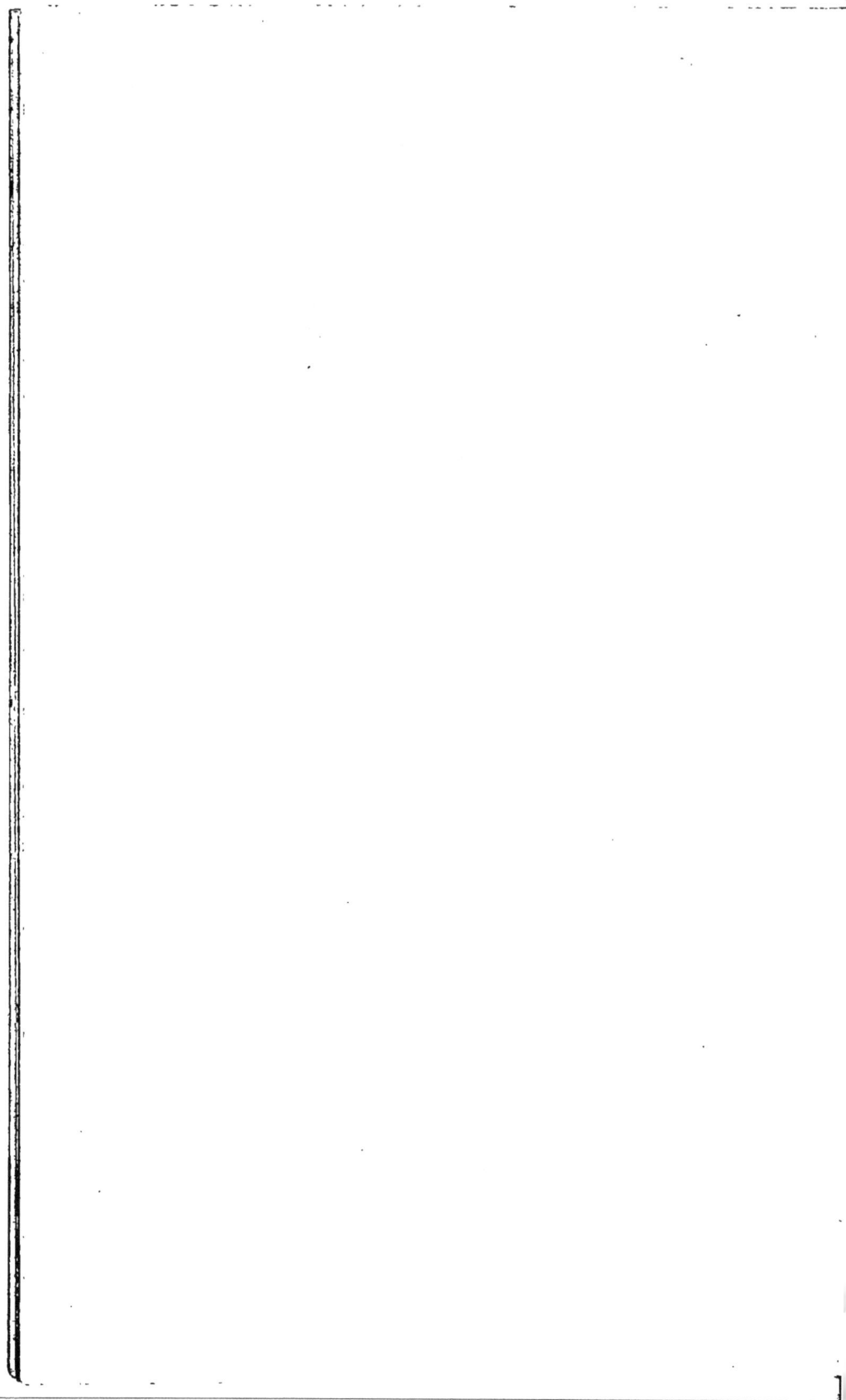

INTRODUCTION

Trois métaux : le *fer*, le *cuivre*, le *plomb*, sont incessamment utilisés par nous dans les conditions actuelles de la vie moderne. Ils nous fournissent l'outillage de la grande industrie, servent à confectionner nos ustensiles les plus usuels, amènent l'eau dans nos villes et dans nos demeures, entrent dans la composition des vases où nous préparons nos aliments journaliers. Leurs combinaisons diverses ; alliages, oxydes, sels, sont tous les jours en contact avec nous : ils permettent de préparer des matières colorantes et couvrantes variées ; ils s'emploient à fabriquer, vernir ou colorier notre vaisselle culinaire, à imprégner ou blanchir nos tissus, à cimenter et enduire nos murs et souvent nos meubles ; ils se retrouvent ainsi dans toutes les poussières de nos habitations. Ces trois métaux nous enveloppent de leurs molécules, et nous saturent, pour ainsi dire, de leur continuelle influence.

De ces trois substances, le fer ne fournit que des composés inertes, utiles ou indispensables à l'économie dont il fait partie intégrante et nécessaire.

Le cuivre et le plomb, au contraire, donnent surtout des combinaisons toxiques ou tout au moins nuisibles à doses répétées. Ces deux métaux n'existent pas normalement, quoiqu'on en ait dit, dans nos organes ; mais grâce à leurs continuels rapports avec nous, à leur introduction voulue ou involontaire dans nos boissons, nos aliments, nos demeures, nous les retrouvons presque constamment dans le sang et dans la plupart de nos tissus.

Par quel mécanisme et dans quelles circonstances ces métaux s'introduisent-ils dans l'économie? Quel rôle y jouent-ils lorsqu'ils sont ainsi absorbés à petites doses souvent répétées? S'accumulent-ils dans certains organes tels que le foie ou les centres nerveux? Comment s'éliminent-ils? Par quelles méthodes peut-on les retrouver lorsqu'ils n'existent qu'en très faible quantité dans nos aliments, nos organes, nos excrétions? Telles sont les questions que j'ai traitées dans une série de mémoires successifs qui ont été réunis, encadrés, complétés dans ce livre.

L'absorption journalière du cuivre et du plomb a successivement été considérée, comme l'indique le titre de l'ouvrage, aux deux principaux points de vue de l'alimentation, d'une part, de l'influence des industries et des milieux où nous vivons, de l'autre. Les voies et moyens par lesquels ces deux substances arrivent jusqu'à nos organes lorsqu'on manie en grandes masses ces métaux ou leurs dérivés, et ceux par lesquels elle nous sont apportés fréquemment avec les matières alimentaires, les boissons ou grâce aux pratiques les plus usuelles de la vie, sont fort différents. Les moyens à opposer a cette introduction sont tout aussi divers. C'est ce que je me suis efforcé d'expliquer dans cet ouvrage, et ce qui en justifie le plan.

A part quelques chapitres où j'ai rapidement résumé d'excellents travaux antérieurs aux miens et que je ne pouvais passer sous silence sans être incomplet, ce livre reproduit et développe surtout les recherches personnelles que j'ai faites et successivement publiées sur les causes et le mécanisme de l'absorption, l'influence réelle, et la prophylaxie des effets des deux métaux nuisibles qui nous accompagnent partout aujourd'hui.

Ces études ont été commencées à une époque où avaient cours des idées exagérées ou par trop optimistes sur le danger ou l'innocuité des doses minimes de ces deux métaux. Faute de recherches d'ensemble et de bonnes méthodes, l'existence même du cuivre et du plomb dans nos aliments et dans la plupart des milieux où nous vivons avait été mise en doute ; leur présence à peu près constante dans nos organes était niée ou méconnue. L'opinion qu'on se faisait de l'influence que peuvent exercer sur l'économie des quantités mal définies, mais toujours faibles, de ces deux métaux vénéneux n'était fondée que sur des faits douteux ou de vagues appréciations. Je pense que ces recherches auront contribué d'une part à faire disparaître des craintes mal fondées, de l'autre à fixer l'attention sur des dangers réels trop méconnus, tels que celui de l'introduction du plomb dans notre alimentation de tous les jours, et sur sa présence aujourd'hui bien démontrée dans la plupart de nos tissus.

Paris, janvier 1883.

LE CUIVRE

ET

LE PLOMB

DANS

L'ALIMENTATION ET L'INDUSTRIE

AU POINT DE VUE DE L'HYGIÈNE

PREMIÈRE PARTIE

LE CUIVRE

CHAPITRE PREMIER

CONDITIONS DE TOXICITÉ DU CUIVRE.

I. — Le cuivre est-il toxique ?

Le cuivre est-il toxique à forte dose, ou même à doses faibles, mais répétées? Cette question aurait pu paraître oiseuse il y a peu d'années et d'avance jugée par l'affirmative. Les préparations de cuivre solubles ou insolubles sont de violents émétiques; elles paraissent donc à ce titre pouvoir être justement qualifiées de vénéneuses. Toutefois l'empoisonnement suivi de mort par absorption de ces composés est d'une rareté extrême. A petites doses, mais qui se renouvellent, après quelques vomissements ou sans vomissements, l'estomac arrive à supporter, sans inconvénients notables même chez l'homme, des quantités croissantes de sels de cuivre; à doses massives, la majeure partie du poison est rejetée grâce à ses propriétés émétiques et le sujet se rétablit en général, à moins qu'il ne succombe secondairement à une violente inflammation locale du tube digestif.

Un homme avale à l'un de ses repas une petite quantité d'un composé cuprique; le cuivre s'est introduit dans ses aliments sous forme d'acétate, de lactate, de malate, etc., emprunté au vert de gris ou au métal de ses ustensiles de cuisine. Il s'est transformé, grâce aux matières albuminoïdes et grasses des substances alimentaires, en albuminate, léguminate, stéarate, palmitate, etc., sels insolubles d'un goût presque nul. Les acides de l'estomac ont lentement redissous ces sels, qui, bientôt absorbés, agissent à la fois sur l'intestin et les centres nerveux. Au bout d'une ou deux heures se manifeste de l'anxiété, de la céphalalgie, une saveur nauséeuse avec sécheresse de l'arrière-gorge, un crachotement presque continuel, des vomissements verdâtres, des coliques, des crampes, un état cholériforme, avec refroidissement, petitesse du pouls, lypothymies, etc., voilà les caractères de l'empoisonnement par le cuivre. Mais ces symptômes d'une extrême gravité s'observent bien rarement à la suite de l'ingestion par les aliments d'un composé cuprique. Aux doses où ce métal deviendrait dangereux, son goût nauséabond et la couleur bleue ou verte de la plupart de ses sels suffiraient pour avertir de sa présence et faire écarter l'aliment toxique. Le plus souvent la quantité de sels de cuivre ainsi absorbée est donc minime ; les vomissements et la diarrhée en expulsent d'ailleurs la majeure partie avant que le poison n'ait été porté par le sang jusqu'aux centres nerveux, et après quelques malaises sans gravité les malades se rétablissent complètement et généralement assez vite.

Il n'en est pas de même si le cuivre a été volontairement ingéré à doses massives. Le plus souvent, dans ces cas, les sels de cuivre solubles, à la fois caustiques et vénéneux, agissent à la fois et comme irritants du tube digestif et comme poisons musculaires.

Un teinturier boit volontairement le matin une once de sulfate de cuivre en solution. Il est

pris bientôt de violentes coliques et de vomissements fréquents de matières bleuâtres. Il vient
toutefois à pied à l'hôpital où il est reçu dans
le service d'Andral. Il meurt dans la soirée.
A l'autopsie : œsophage livide, estomac coloré
d'une teinte bleue résistant aux lavages, muqueuse sous-jacente rouge foncée ; tout le tube
intestinal présente les signes d'une violente
inflammation (1).

Une femme de 36 ans avale vers midi 20 grammes de vitriol bleu. Peu après, crachotements,
douleurs vives dans la gorge, le pharynx,
l'estomac, ainsi qu'à la racine du nez : plus tard
violents efforts d'expuition alternant avec les
vomissements ; sueurs froides, fréquentes fai-
blesses, selles copieuses. On donne à la malade
de l'albumine et du lait dans le but de saturer
le poison : les vomissements continuent, accom-
pagnés de frissons ; les selles sont copieuses, les
sueurs abondantes et froides. La nuit, mêmes
symptômes, un peu de sommeil agité, soubresauts des tendons. Le lendemain, pâleur extrême
de la face, sensation de brûlure à l'épigastre,
céphalalgie, *pouls petit, dur, battant 8 à 9 fois
par minute ;* 48 à 50 respirations anxieuses. Le

---

(1) Cité d'après le *Bull. de thérap.*, t. XII, p. 359.

soir, agitation extrême, figure grippée, pouls donnant 104 pulsations ; plus de coliques, ni de selles ; pas d'urines depuis douze heures. On ordonne une potion cordiale aromatique et alcoolique ; la nuit se passe assez bien. Le lendemain la malade va mieux, plus de soubresauts, pouls à 92, sueurs générales, retour des urines. — Le mieux s'accentue les jours suivants et la malade, guérie sept jours après le début de l'empoisonnement, sort de l'hôpital le neuvième jour (1).

Tels sont les types de l'intoxication aiguë par les sels de cuivre. Ils montrent qu'ingérés à haute dose, ce qui ne peut avoir pour ainsi dire jamais lieu hors des tentatives d'empoisonnement volontaire, ces sels peuvent occasionner chez l'homme les accidents les plus graves et même entraîner la mort.

Nous disions que l'action nocive du cuivre se fait sentir d'une part localement par ses effets irritants sur le tube digestif, de l'autre après son absorption dans le sang, par la dépression des centres nerveux, et particulièrement par la paralysie du système musculaire en général, et spécialement des fibres contractiles du cœur.

En voici la preuve : On donne à un jeune

(1) Galippe, thèse pour le doctorat, Paris, 1875, p. 79.

chien pesant 17 kilos, trois grammes de citrate de cuivre dans de la viande. L'animal achève sa ration en deux fois. Dans la nuit, il est pris de vomissements. Le lendemain, il est gai, caressant. Il reçoit de nouveau trois grammes de citrate qu'il achève le jour suivant : cette fois, *ni vomissements, ni diarrhée.* On le sacrifie alors. A l'autopsie, les poumons et le cœur sont sains. La muqueuse stomacale est ecchymosée au niveau de ses replis. Celle de l'intestin est le siège d'une violente inflammation : elle est d'un rouge vif, *on dirait un empoisonnement par les cantharides.* Le foie et les reins sont très congestionnés, la rate est normale.

Un autre chien de 14 kilos reçoit avec de la viande huit grammes de malate de cuivre qu'il n'absorbe que partiellement en douze jours. Il est alors pris de vomissements. On le sacrifie : l'estomac est d'un rouge vineux, rouge vif sur ses replis. La muqueuse intestinale dans toute sa longueur est épaissie, rouge, et *témoigne d'une violente inflammation.*

Un chien de 10 kilos reçoit en cinquante jours 25 grammes de lactate de cuivre ; il ne se produit de vomissements que le septième jour ; pas de diarrhée, conservation de l'appétit. Le cinquantième jour son état général est bon, bien qu'il ait perdu en poids 1500 grammes. A l'autopsie, le cœur et le poumon sont sains. L'estomac, couvert d'un mucus épais, laisse voir des îlots irréguliers vivement congestionnés; entre les replis de la muqueuse se remarquent de petites ulcérations superficielles d'où s'échappe un peu de sang. La muqueuse intestinale est très épaissie, injectée, mais non ulcérée; l'épithélium des villosités a disparu. Le foie est gorgé de sang, la rate présente quelques plaques ardoisées, les reins sont normaux (1).

Ainsi donc, que le cuivre soit donné à doses massives ou modérées, sous forme de sels organiques et *à fortiori* à l'état de sels solubles, la congestion et l'inflammation du tube digestif sont constantes.

Du tube digestif, le cuivre passe par absorption dans le torrent circulatoire et va influencer les centres nerveux. Nous avons vu plus haut que les vomissements, les lipothymies, les sueurs froides, le frisson, l'agitation, les soubresauts des tendons, la respiration anxieuse indiquent que l'empoisonnement s'est généralisé. Dans l'observation citée plus haut d'après le *Bulletin de thérapeutique*, le pouls petit et dur battant 8

(1) *Ibid.*, p. 115, 117, 129.

à 9 fois par minute montre en outre l'action
puissante que les sels de cuivre exercent en particulier sur le muscle cardiaque.

Quant aux muscles de la vie de relation, il a
été démontré, surtout par M. Rabuteau, que les
sels de cuivre paralysent leurs fonctions. Le tissu
musculaire devient inapte à obéir à l'excitant volontaire et même électrique. On s'explique donc
que le cœur soit lui-même atteint ; ses battements
deviennent plus lents, plus mous, et même
peuvent s'arrêter tout à fait. La contractilité de la
fibre musculaire est seule abolie : les nerfs sensitifs
et moteurs conservent leur excitabilité, mais la
fibre contractile ne répond plus à l'excitant (1).

A la dose de quelques centigrammes les sels
de cuivre, et en particulier le sulfate, sont, il est
vrai, de puissants émétiques. 5 à 10 centigrammes
suffisent au début pour amener les vomissements ;
mais la tolérance s'établit bientôt et l'économie
peut supporter des doses quatre ou cinq fois plus
fortes sans qu'il apparaisse d'autres accidents
que de légères nausées. C'est seulement à la dose
de 0^{gr},20 à 0^{gr},60 de sulfate de cuivre ammonia-

---

(1) Les poisons qui abolissent la contractilité musculaire
seule sont assez rares. On peut citer quelques venins, les
ptomaïnes, l'upas antiar, les sels de potassium, strontium,
baryum, cuivre, plomb et mercure.

cal qu'ont apparu les vomissements et la diarrhée dans les intéressantes expériences publiées
par M. Bourneville relatives à l'action de ce sel
chez les épileptiques.

De tout ce qui vient d'être dit, nous con-
clurons que les préparations minérales ou
organiques de cuivre sont des poisons à doses
élevées variables avec chaque animal ; qu'elles
sont des émétiques puissants à doses plus faibles,
et qu'il y a lieu de suspecter par conséquent les
effets des diverses préparations de ce métal,
lorsqu'elles sont introduites en quantité suffisante dans l'économie.

II. — A minimes doses, le cuivre peut-il être pris sans danger ?

Il semble bien établi aujourd'hui qu'à doses
assez faibles pour que leur goût métallique
nauséeux ne soit plus sensible, les sels de cuivre
peuvent être absorbés, d'une manière à peu
près continue, sans notables inconvénients.

Ces sels ont été, depuis Van Helmont, employés
contre l'épilepsie, l'hystérie, la danse de Saint-
Guy, la scrofulose, le cancer, la phthisie, etc.,
souvent durant de longues périodes, sans que la
santé générale des malades soumis à cette mé-

1.

dication parût s'en ressentir. Les seuls accidents quelquefois observés ont été les vomissements et les coliques, lorsque le médicament
était donné à doses un peu trop fortes.

D'après M. le Dʳ Burq, qui nous fournira sur
ce sujet de nombreux renseignements (1), des
expériences furent faites au commencement du
siècle sur les enfants scrofuleux de la Pitié qu'on
essaya de traiter par le *verdet*. Même à la dose de
$0^{gr},20$ par jour, on n'observa chez eux aucun
symptôme alarmant. Mercey, médecin de l'hôpital des enfants de Pesth, regardait le sulfate de
cuivre comme un spécifique de la danse de Saint-
Guy, et le donnait progressivement jusqu'à la dose
de $0^{gr},40$ par 24 heures. Cullen, Russell, Chaus-
sier, ont administré ce sel à peu près aux mêmes
poids. Gerbier, qui acquit une si grande réputa-
tion dans le traitement des cancers par le cuivre,
affirme avoir donné sans inconvénient jusqu'à
1 gramme et plus de verdet dans les 24 heures,
et Solier de la Romillais, expérimentant ses
fameuses pilules à l'hôpital Saint-Louis pour
le compte de la Faculté de Paris, paraît avoir
guéri un cancer de la face avec 30 grammes
de verdet distribués en 82 jours.

---

(1) Burq, *Du Cuivre contre le choléra.* — *Rapport de Vernois
sur l'immunité cholérique des ouvriers en cuivre*, p. 16.

Guersant dit avoir employé, par 24 heures, jusqu'à 0^{gr},40 de chlorure de cuivre ammoniacal en dissolution alcoolique, sans que les malades éprouvassent la plus petite nausée.

Dans ses expériences sur l'action du sulfate ammonio-cuprique chez les épileptiques, M. le Dr Bourneville débutait par une pilule de 0^{gr},10 de ce sel dans la journée ; au bout de quelques jours, il en donnait deux ; il en ordonnait trois après 10 jours et ainsi de suite. Cinq malades ainsi traités ont absorbé de 43 grammes à 124 grammes de ce composé durant des périodes de 122 à 365 jours. Voici comment l'auteur décrit les *effets physiologiques* de ce sel réputé si vénéneux :

« L'appétit s'est parfaitement maintenu chez toutes nos malades. Aucune n'a accusé de douleur du côté de l'estomac, mais presque toutes ont eu des coliques, d'ailleurs passagères et assez rares. Chez quatre d'entre elles, nous avons observé des vomissements muqueux, glaireux ou alimentaires, tantôt incolores, tantôt gris ou bleuâtres, selon le moment où ils se produisaient. Ces mêmes malades ont eu de la diarrhée qui n'a jamais été assez considérable pour nécessiter un traitement spécial ou même la suspension du médicament. Nous n'avons pas eu la moindre altération du côté de la peau ou de la muqueuse buccale ; la nutrition n'a pas été modifiée ; une de nos malades n'a pas présenté le moindre accident bien qu'elle ait absorbé 63 grammes de sulfate de cuivre en 5 mois et qu'elle en ait pris quotidiennement 0^{gr},60 durant 45 jours consécutifs. Enfin nous tenons à rappeler que chez celle de nos malades qui a succombé à un état de mal épileptique pendant qu'elle était en traitement, il n'y avait absolument aucune lésion de l'appareil digestif (1). »

Dans sa remarquable *Étude toxicologique sur le cuivre et ses composés* (2), M. le Dr V. Galippe a essayé surtout sur les chiens l'action des doses non vomitives, progressivement croissantes, de divers sels de cuivre. Sans avoir à signaler aucun autre accident que leur répugnance pour des aliments surchargés de substances d'un goût détestable, il a pu faire absorber à ces animaux des doses quotidiennes de divers sels de cuivre variant de 0^{gr},50 à 3 et 4 grammes par jour. Dans 124 jours, un chien a pris 72 grammes

(1) On trouva dans le foie de cette dernière 0^{gr},228 de cuivre calculé à l'état métallique.

(2) Galippe, *Thèse pour le doctorat en médecine*, Paris, 1875.

d'acétate neutre de cuivre; un autre a absorbé
48 grammes de vert-de-gris en 40 jours; une
chienne, 98 grammes de sulfate de cuivre en
150 jours; un chien, 25 grammes de lactate en
50 jours; un autre, 39 grammes de tartrate en
77 jours. Tous ces animaux ont survécu; plusieurs ont même acquis de l'embonpoint. Le
citrate, l'oxalate, l'oléate de cuivre ont donné
lieu à des observations identiques.

Ces résultats ne sont pas isolés. MM. V. Burq
et L. Ducom avaient déjà commencé, vers 1869,
des expériences qui les avaient conduits aux
mêmes conclusions. Il résulte de leurs travaux
1° que le cuivre métallique et ses oxydes admi-
nistrés aux chiens à l'état de mélanges avec des
matières albuminoïdes, sucrées ou grasses,
n'exercent sur ces animaux aucun effet fâcheux
et ne déterminent aucun accident grave, même
aux doses de 4 à 8 grammes par jour. Excep-
tionnellement se produisent quelques vomissements et un peu de diarrhée. Le plus souvent,
les animaux acquièrent de l'embonpoint; 2° le
cuivre, à l'état de vert-de-gris, tel qu'il se rencontre à petite dose dans les aliments ayant séjourné dans des vases de cuivre, ne produit chez
les chiens aucun accident; 3° les sels solubles
de cuivre, à la dose de 10 centigrammes à

1 gramme par jour, sont facilement tolérés et
n'entraînent, en général, aucun trouble fonc-
tionnel. Même aux doses de 2 à 4 grammes, les
animaux se portent encore bien et mangent
leur pâtée, mais après leur repas ils vomissent
une partie de leurs aliments. Ces dernières doses
ne sauraient être indéfiniment continuées : il
arrive, au bout de quelque temps, que les chiens
refusent obstinément l'aliment cuivrique, puis
enfin la pâtée elle-même qui ne contient plus
de cuivre. A ce moment ils maigrissent et
peuvent même succomber au bout de quelque
temps.

Toutes ces expériences, comme celles de
Toussaint faites à Kœnigsberg en 1855 (1) et
celles plus récentes de Ritter et Feltz (de Nancy),
démontrent l'innocuité relative des préparations
de cuivre de toute nature employées à doses
faibles chez les animaux.

A tous ces faits on pourrait peut-être objecter
que les uns ont été observés chez l'homme malade, que l'on sait être doué quelquefois d'une
grande tolérance pour certains médicaments, et
que les autres ont été établis sur des espèces
animales qui, telles que le chien, le chat, le lapin,

---

(1) Toussaint, *Bulletin de thérapeutique*, t. LV, p. 237.

résistent souvent d'une façon très inattendue à l'action des toxiques.

Mais la démonstration de l'innocuité pour l'homme sain des faibles doses de sels de cuivre, même répétées, est aujourd'hui facile à établir.

Il y a 26 ans, qu'expérimentant sur lui-même, Toussaint, déjà cité, montrait qu'un adulte peut journellement absorber de $0^{gr},2$ à $0^{gr},5$ de vitriol bleu durant plusieurs semaines sans inconvénient sensible. Il se soumit à l'action de toutes sortes de sels de cuivre pendant six mois, sans que sa santé en parût altérée.

Les expériences cliniques et thérapeutiques de Rademacher, Müller, Pforzeim, Charcot et Bourneville, quoique faites sur des malades chroniques, épileptiques, hystériques, etc., peuvent bien aussi être rapprochées des précédentes.

Dans ses recherches sur les *effets prophylactiques et curatifs du cuivre contre le choléra* (1), V. Burq établit par sa propre observation et celle d'un certain nombre d'individus bien portants, qu'en état de santé, l'homme peut absorber durant plusieurs semaines de 10 à 30 centigrammes d'un sel cuprique, sans qu'il en résulte

(1) V. Burq, *Effets prophylactiques et curatifs du cuivre contre le choléra.* Paris, 1867, in 8.

autre chose que de la constipation et peut-être un peu d'inappétence (1).

L'expérience a été refaite et largement contrôlée par M. V. Galippe sur lui-même et sur les membres de sa famille, avec un plein succès. Pendant près d'une année, il n'a consommé que des aliments préparés dans des vases de cuivre : viandes, poissons, légumes divers, corps gras, mets acidulés par addition de vinaigre ou contenant naturellement des acides végétaux, aliments de toute sorte préparés et quelquefois refroidis dans des vases de cuivre non étamés, présentant souvent la coloration bleue indicatrice de la dissolution du métal à doses jusque là réputées dangereuses. Ces aliments n'ont produit chez lui ni coliques, ni diarrhée, ni nausées, ni troubles d'aucune espèce. Renseigné par ces premiers essais, il a pu répéter cette importante expérience sur les personnes qui ont bien voulu s'y prêter spontanément. Les résultats sont toujours restés les mêmes.

De cette longue observation ayant duré des mois entiers et où l'auteur s'était placé dans les conditions habituelles les plus variées de la

(1) Burq observe toutefois que mélangés aux aliments les sels de cuivre peuvent quelquefois ne plus être tolérés même aux doses de 5 à 10 centigrammes.

pratique journalière, il n'est résulté aucun accident.

Nous verrons plus loin que l'on fabrique tous les ans, en France seulement, 40 millions de boîtes de conserves de légumes et de fruits par la méthode Appert. Tout le monde sait aujourd'hui que pour un grand nombre de ces préparations (légumes, fruits, etc.), la coloration verte naturelle que ferait disparaître la cuisson en vase clos est conservée au végétal par l'addition, faite avant la soudure définitive de la boîte, d'une petite quantité d'un sel de cuivre. Mes dosages m'ont démontré que l'on pouvait trouver dans ces aliments jusqu'à 125 milligrammes de cuivre métallique par kilogramme, poids qui correspond à $0^{gr},308$ milligrammes de couperose verte. Dans les conserves fabriquées à Bordeaux, M. Carles a dosé jusqu'à 210 milligrammes de cuivre, soit $0^{gr},518$ de sulfate par kilogramme. Or l'on sait que depuis bien des années ces aliments sont impunément consommés sur une très grande échelle à la condition toutefois qu'ils ne contiennent pas de plomb, condition fort importante, difficile à réaliser pratiquement, et sur laquelle nous reviendrons plus loin dans la deuxième partie de cet ouvrage.

Les recherches de MM. Pécholier et Saint-

Pierre sur la santé des ouvrières en verdet du midi de la France témoignent à leur tour de l'innocuité des préparations de cuivre absorbées à doses faibles mais continues par l'homme et par divers animaux. Nous reparlerons dans un chapitre suivant de ce travail dont les conclusions tendent à établir que loin d'altérer la santé des ouvriers qui manipulent l'acétate de cuivre à haute dose, et l'absorbent par une grande surface de la peau, cette profession coïncide, en général, avec une santé parfaite et paraît même faire disparaître l'anémie et la chlorose chez les ouvrières qui en étaient atteintes.

Le cuivre métallique et ses oxydes peuvent être introduits dans l'économie en quantité souvent considérable, soit par la bouche, soit par les poumons, sans qu'il en résulte d'inconvénients sensibles. Par les soins du docteur Burq, des centaines de sujets ont pris durant des semaines et des mois, jusqu'à 20 et 30 centigrammes d'oxyde de cuivre par jour sans qu'il ait été jamais observé d'accidents sérieux. Des diabétiques, des névropathiques ont subi ce même traitement. Aucun trouble ni de la nutrition, ni de la digestion n'a obligé de discontinuer l'usage de ces préparations.

Enfin, l'on sait que les chaudronniers, les fondeurs, les polisseurs, les tréfileurs en cuivre, les fabricants de brocart jaune, respirent et avalent des poussières chargées de cuivre métallique ou d'oxyde très divisé en si grande quantité que leurs cheveux, leur peau, et quelquefois leurs urines sont colorés par les sels de ce métal (1). Il n'en résulte pour eux ni affection spécifique, ni intoxication.

Il est cependant une maladie qui frappe sans pitié les ouvriers en cuivre : tourneurs, chaudronniers, polisseurs, horlogers, etc., c'est la phthisie pulmonaire. Mais l'inflammation chronique du poumon, dont la tuberculose est la conséquence, doit être principalement attribuée chez eux à l'action mécanique des particules métalliques aiguës qui irritent les voies respiratoires. Les mêmes effets se produisent chez les charbonniers, les tailleurs de pierres et de cristal, les fabricants d'émeri, etc.

D'après le Dr Perron (2), tandis que la ville de Besançon perd annuellement un peu plus

(1) Chevalier et Boys de Loury ont fait cette remarque sur des ouvriers en cuivre se portant parfaitement bien. *Annales d'hygiène et de médecine légale*, 1849, t. XLII.

(2) Perron, *Du Cuivre et de l'absorption des molécules cuivreuses chez les horlogers*. Besançon, 1861, p. 20.

d'un phthisique par an sur 1000 habitants, les seuls horlogers, au nombre de 2000, fournissent chaque année 36 décès par tuberculose, soit 18 pour 1000. D'autre part, M. Lombard de Genève a trouvé que sur 1000 décès, les professions à poussières métalliques comptaient 176 cas de phthisie, c'est-à-dire plus du double de la moyenne qui est de 80 seulement.

D'après tout ce qui précède, on voit ce qu'il faut penser de la prétendue colique de cuivre, qu'autrefois Blandet, Piedoye et Baudry (1), Perron et surtout Corrigan, avaient cru pouvoir rapprocher des coliques saturnines. Les symptômes de ce prétendu empoisonnement lent consisteraient dans l'amaigrissement, la pâleur, la perte de forces, les coliques sèches. La rétraction des gencives avec liseré rouge pourpre en serait un signe pathognomonique. Mais, suivant Piedoye et Baudry dont les observations ont été faites sur les ouvriers en cuivre de Villedieu-les-Poëles (Manche), cette colique est déjà fort rare, même chez les chaudronniers, qui vivent dans une atmosphère toute imprégnée de parcelles de cuivre; elle frapperait plus souvent les poëliers qui ne travaillent guère que

_____

(1) Voyez Chevallier, *Note sur la santé des ouvriers qui travaillent le cuivre* (*Ann. d'Hyg.*, tome XXX, p. 258).

la tôle et le *laiton*, c'est-à-dire un alliage de cuivre et de zinc souvent plombifère. La présence du plomb, ainsi que les positions forcées qu'entraîne le travail de ces ouvriers, paraissent expliquer beaucoup plus logiquement chez eux l'apparition de la névropathie intestinale que l'influence spécifique du cuivre que rien ne vient démontrer.

Du reste, ces auteurs remarquent eux-mêmes que ces coliques ont une complète identité avec les coliques saturnines. Les cheveux et le tartre des dents, ainsi que le bord des gencives prennent, disent-ils, un ton verdâtre, qui nous semble se rapprocher singulièrement du liseré bleu des saturnins. On voit dans tous les cas que cette prétendue colique de cuivre serait bien différente de celle décrite par Corrigan, et qu'elle s'explique beaucoup mieux chez ces ouvriers par le maniement incessant d'alliages contenant plus ou moins de plomb ou d'appareils portant de nombreuses soudures plombifères.

Mêmes remarques pour les observations faites sur les ouvriers horlogers de Besançon par le Dr Perron déjà cité : ceux-ci ont, dit-il, le pouls fréquent, la peau chaude, la gorge sèche ; beaucoup sont sujets aux indigestions, à la diarrhée, aux entérites, presque tous ont les dents

maculées d'un vert plus ou moins foncé. Les
mucosités gingivales laissent déposer un enduit
bronzé qu'on enlève difficilement par le ra-
clage, et sous lequel on aperçoit l'émail de la
dent d'un jaune sale, terreux, tirant sur le vert.

Parfois, ajoute M. Perron, les accidents sont
plus aigus. L'ouvrier est pris d'une violente
colique, de vomissements, de diarrhée, quelquefois de constipation. Mais malgré leur apparente gravité, *ces symptômes se dissipent promptement après vingt-quatre ou trente-six heures.*

Ces accidents qui ressemblent si peu à ceux
qui ont été ci-dessus décrits se rencontrent surtout *chez les apprentis*, chez ceux qui subissent
à l'atelier une fausse position continuée durant
des heures, ou chez qui un travail fatigant et
prolongé amène des états courbaturaux ou des
névralgies rhumatismales fébriles.

Dans les nombreuses enquêtes faites par
M. Burq, de 1852 à 1868, enquêtes qui avaient
pour but principal de démontrer la préservation
des ouvriers en cuivre contre le choléra (1),
cet auteur n'a pas manqué de s'occuper de la
question de l'influence, sur la santé générale
de ces artisans, du maniement et de l'absorption

(1) Burq, *Du Cuivre contre le choléra*, in-8, p. 15.

des poussières de ce métal. Il assure n'avoir jamais eu à constater, pas plus chez les tourneurs que chez les fondeurs, mouleurs, ciseleurs, opticiens, etc., autre chose que de rares accidents survenus presque exclusivement chez des apprentis. Sur les registres de la *Société du Bon Accord* qui réunissait alors plus de 300 ouvriers en cuivre, l'auteur n'a relevé de 1820 à 1851 que le nom de six malades pris de coliques légères ayant duré dix jours en moyenne.

D'après ses observations sur la santé des ouvriers en cuivre des Madelonnettes, travail sur lequel nous reviendrons, M. Pietra-Santa, sans nier que les poussières de cuivre au milieu desquelles vivent certains de ces détenus puissent donner lieu à quelques légers malaises, affirme que la colique de cuivre telle qu'elle a été décrite par les auteurs qui ont précédé ou suivi Corrigan, et par Corrigan lui-même, n'existe pas.

Nous nous en tiendrons à ces conclusions (1).

---

(1) C'est aussi celle qu'avait adoptée l'auteur de l'article Cuivre du *Dictionnaire des sciences médicales* : On n'a point observé cette colique, dit-il, sur les mineurs des mines de cuivre... Elle n'est point connue à Villedieu où se trouvent tant de chaudronniers... On ne l'a jamais vue à Essonnes où l'on fond le cuivre rosette, ni dans l'établissement de Romilly, près de Rouen, où l'on lamine le cuivre ; les ouvriers les plus sales, ceux mêmes dont les cheveux sont vert-de-grisés, ne s'en portent pas plus mal. — Guersant ne nie pas absolument

CHAPITRE II

I. — Le cuivre dans nos aliments journaliers. — Cuivre dit NORMAL.

Nous absorbons journellement du cuivre avec la plupart de nos aliments. Il y a longtemps déjà que Berzélius, Vauquelin, Bücholz l'y avaient entrevu. Meissner en démontra l'existence dans un grand nombre de plantes (1). Mais c'est à Sarzeau (2) que nous devons les premiers dosages de cuivre dans les végétaux ; ils datent de 1828-1830. Confirmant par de nouveaux faits les observations de ses prédécesseurs, M. Boutigny attribua au sol l'origine du cuivre, si géné-

la colique de cuivre, il la considère comme rare et douteuse. — C. Maisonneuve, qui a étudié à Rochefort le même problème sur les ouvriers en cuivre des arsenaux maritimes, conclut que le travail et la manipulation du cuivre à froid sont inoffensifs ; que la pénétration du cuivre en poussières dans l'économie agit surtout en déterminant des troubles respiratoires ; que la colique de cuivre se rencontre quelquefois, mais qu'elle est de courte durée et sans gravité. (*Archives de méd. navale*, 1864, tome II.)

(1) Meissner, *Ann. de chim. et de phys.*, t. IV, p. 406.
(2) Sarzeau, *Journ. de pharm.*, tome XVI, p. 7.

ralement répandu dans les plantes. En 1838, Devergie (1) démontrait l'existence du cuivre normal dans presque tous les organes de l'homme et des animaux, et quelque temps après, Orfila adoptait ces conclusions. En 1847, Deschamps (d'Avallon) présenta à l'Académie de médecine (2) un travail concluant aussi que le cuivre existe dans les végétaux, la chair des animaux et les organes de l'homme qui l'empruntent aux plantes et au sol.

Enfin, confirmant définitivement ces nombreuses observations, Millon annonçait la même année à l'Académie des sciences, que le sang de l'homme contient constamment du cuivre, que ce métal se fixe dans les globules rouges, et qu'il paraît même y jouer un rôle physiologique utile (3). Chevallier, Lassaigne (4), Cottereau, et plus tard, Commaille, Béchamp, Cloëz, Galippe, de Lucca et nous-mêmes, sommes venus successivement contrôler et affirmer l'existence cons-

---

(1) Devergie, *Du cuivre et du plomb naturellement contenus dans le corps de l'homme* (*Ann. d'Hyg.*, 1840, t. XXIV, p. 180).

(2) Deschamps (d'Avallon), *Mémoire sur le cuivre physiologique* (*Bulletin de l'Acad. de méd.*, 1847, t. XIII, p. 542).

(3) Voir Millon, *Annuaire de chimie*, 1848, p. 459.

(4) Lassaigne et Tardieu, *Influence du choléra sur l'élimination des composés métalliques accidentellement ou physiologiquement contenus dans le corps de l'homme* (*Ann. d'Hyg.*, 1855, tome III, p. 213).

tante du cuivre dans le sang et les autres organes de l'homme et de beaucoup d'animaux.

Notre alimentation habituelle nous fournit
donc pour ainsi dire normalement et tous les
jours une certaine dose de cuivre. A cet égard
voici les dosages publiés, ou en train de publication, qui nous permettront de juger des
quantités que nous absorbons quotidiennement
de ce métal réputé si dangereux.

POIDS EN MILLIGRAMMES DE CUIVRE MÉTALLIQUE CONTENU
DANS 1 KILOGRAMME DE MATIÈRES ALIMENTAIRES.

NATURE DES ALIMENTS.	POIDS DE CUIVRE.	AUTEURS.
	milligr.	
Froment....................	4.7	Sarzeau (1).
—	5 à 10	Galippe (2).
Farine de blé................	0.7	Sarzeau (3).
—	8	Galippe (4).
Son	14	—
Pain de froment.............	5.5 à 4.4	—
— munition............	8	—

(1) *Journ. de pharm.*, t. XVIII, p. 619 et 654. Tous les nombres de
Sarzeau sont certainement trop faibles.
(2) Galippe, *expériences encore inédites.* Cet auteur a obtenu par kilo :
blé du Centre 10 milligr.; blé Michigan. 7 milligr. ; blé d'Amérique
Redwinter, 8 milligr. 5; blé de Californie, 5 milligr.; blé de l'Indre,
8 milligr. Ces blés, surtout celui du Centre, contiennent en outre du
manganèse.
(3) Suivant certains auteurs (Chevallier, Boutigny), la farine et
même le blé peuvent dans quelques cas ne pas contenir de cuivre.
(4) D'après Sarzeau et Galippe, la majeure partie du cuivre de la
graine reste dans le son. M. Galippe a trouvé plus de cuivre que Sarzeau dans les farines. Le chaulage au sulfate de cuivre en est peut-être
la cause ; les procédés de dosage du cuivre sont aussi plus parfaits
aujourd'hui.

NATURE DES ALIMENTS.	POIDS DE CUIVRE.	AUTEURS.
	milligr.	
Farine de seigle................	3.1 à 3.3	Deschamps.
—	1 5 à 4	Galippe.
Riz.......................	6.1	Donny.
—	1.6	Galippe.
Orge.......................	10.8	—
Avoine.......................	8.4	—
Pâtes d'Italie; Macaronis........	1 à 6	—
Nouilles....................	2. à 10	—
Vermicelle....................	1.8 à 7	—
Semoule	1.6 à 3	—
Pomme de terre...............	1.8	—
—	2.8	Deschamps.
Fécule de pomme de terre......	0.8	—
Haricots de Soissons..........	11	Galippe.
— verts	2.2	—
Carottes......................	trace.	—
Lentilles...	6.8	—
Raisin de Malaga.............	2.8	—
— Corinthe............	4.4	Sarzeau.
Chair de bœuf.	1.0	Sarzeau.
Sang de bœuf................	0.7	—
Lait.......................	indice.	Galippe.
Cacao Maragnan...............	40	Duclaux (1).
— Caraque	9.0	—
— —	12.8	Galippe.
— Guayaquil...............	28.8	—
Pellicules de l'amande de Mara-gnan..............	225	Duclaux.
— de Caraque.........	200	—
Chocolat à 2 fr. la livre.........	30	—
— 1 fr. 25 —	125	—
— Naudet...............	12.8	Galippe.
— Menier...............	5.8	—
— perfectionné Roger.....	20.8	—
Café Guadeloupe	6.0	—
— Moka...................	14	—
— Java....................	11.2	—
— Bourbon	8.0	Sarzeau.
Marc de café................	14.8	—
Pain d'épices................	6.0	Galippe.

(1) *Bull. Soc. chim.*, t. XVI, p. 35.

NATURE DES ALIMENTS.	POIDS DE CUIVRE.	AUTEURS.
	milligr.	
Vin de débit de Paris à 70 c. le lit.	2.7	Galippe.
—　　　　　—　　　80　　—	4.5 à 3.7	—
Suc de réglisse..............	88	—
Petits pois reverdis au cuivre...	48 à 60	—
—　　　　—　　　　—　...	70 à 210	Carles.
—　　　　—　　　　—　...	11 à 125	Gautier.
Haricots verts reverdis au cuivre.	49 à 99	—
Cornichons reverdis..........	2.0	Magnier de la Source.

On le voit, le cuivre existe en quantité parfaitement dosable dans la majeure partie de nos aliments habituels.

Ce résultat n'a rien qui doive nous surprendre. Deschamps, on l'a vu, avait signalé le cuivre dans une foule de terrains sédimentaires où les plantes l'absorbent continuement. Durocher et Malagutti, Field et Piesse le retirèrent de l'eau de mer, et des nombreux terrains que les mers géologiques ont déposés (1). Langlois l'avait extrait de la betterave (2). S'il est répandu si généralement dans le sol, comment n'existerait-il pas dans la plupart des plantes, et

(1) Malagutti et Durocher, *Compt. rend. Acad. des sciences*, t. XLIV, p. 463 et 536.

(2) Langlois, *Du cuivre dans les végétaux et dans le corps de l'homme (Bulletin de l'Acad. de médecine*, 1847, t. XIII, p. 142.

pourquoi ne passerait-il pas avec elles dans le corps des herbivores et des omnivores? En 1865, Uler le retrouvait dans la chair musculaire de l'homme, dans la viande de cheval, de bœuf, d'ours, de chacal et autres mammifères; dans celle des oiseaux, amphibies, poissons, crustacés, reptiles; le corps des insectes, des mollusques, des polypes, etc. (1). C'est bien à tort que l'on a mis en doute ces observations vérifiées depuis par d'autres méthodes.

Il est une pratique à laquelle on a eu quelquefois recours en particulier en Belgique et en Angleterre, qui consiste à introduire dans la pâte de pain une petite quantité de sulfate de cuivre. Cette addition a pour but de permettre d'employer des farines de seconde qualité, dites *lachautes, humides, qui poussent au plat.* Sous l'influence d'une minime proportion de ce sel ces mêmes farines donnent un pain bien levé et de bonne apparence. Bien plus, on peut ainsi mélanger au froment des farines de maïs ou de seigle, et incorporer à la pâte une plus grande proportion d'eau. La main-d'œuvre est moindre, la panification plus rapide, la mie et la croûte sont plus belles. D'après Kuhlmann,

(1) *Bull. de la Soc. chim. de Paris,* t. V, p. 73.

l'action du sulfate est la plus utile quand sa
proportion est de un trente-millième à un cent-
cinquante-millième du poids du pain, soit
de $6^{milligr},5$ à 33 milligrammes par kilogramme.
Au-delà de 30 à 40 milligrammes par kilogramme, le pain devient humide et acquiert
une couleur moins blanche; à la dose de
$0^{gr},250$ de sulfate de cuivre par kilo, le pain
est très aqueux et présente de grands œils. A
une dose plus forte encore, la pâte ne peut
lever et acquiert un ton verdâtre déplaisant.
Nous n'avons pas ici à rechercher si l'addition
de sulfate de cuivre au pain est blâmable et
doit être regardée comme une sophistication.
Une pratique qui trompe le consommateur
sur la nature du pain qu'il mange, qui permet
l'emploi de farines avariées certainement
moins nutritives, qui aide à fabriquer un
pain trop aqueux de qualité alimentaire douteuse ou inférieure ne me paraît pas recom-
mandable : 5 p. 100 *d'eau de plus ajoutés au
pain*, dit Millon, en parlant de l'addition du
sulfate de cuivre, *frappent à la fois la bourse et
la santé. Ils représentent à la fin de l'année pour
le consommateur pauvre une disette de dix-huit
jours.* Il nous semblerait meilleur, comme l'a
recommandé autrefois Liebig, dans les années

de disette où l'on voudrait utiliser de mauvaises farines, de recourir à l'emploi de l'eau de chaux à raison de 26 litres par 100 kilogrammes de farine, et d'abandonner une pratique qui favorise la fraude, qui n'est en aucun cas indispensable, et qui peut introduire inutilement dans notre principal aliment des doses de cuivre journalières pouvant s'élever à 30 milligrammes par kilogramme.

Ainsi que nous l'avons vu tout à l'heure nous absorbons journellement du cuivre avec la plupart de nos aliments et quelques-unes de nos boissons, mais il est une autre voie encore par laquelle ce métal s'introduit dans l'économie. — Les vaisseaux de cuivre, de laiton ou autres alliages de cuivre (maillechort, métal blanc, métal anglais, bronze, etc...), non étamés, ou imparfaitement étamés dont nous nous servons habituellement pour une foule d'usages domestiques, sont attaqués par les matières alimentaires surtout lorsque celles-ci sont additionnées de sel marin. Le vinaigre et les acides végétaux (citrique, tartrique, malique, oxalique, etc...) qui se retrouvent si souvent dans les légumes herbacés, dissolvent aussi le cuivre durant la cuisson, quoique toujours en minime proportion. Ces aliments s'en chargent surtout lorsqu'ils se

refroidissent à l'air dans les vases formés de ce
métal. Au contraire, les corps gras pourvu qu'ils
soient frais, et que le cuivre soit bien décapé,
le lait, le thé, le café, l'eau qui n'est point trop
chargée de sels, peuvent être mis à bouillir
et à refroidir dans les ustensiles de cuivre rouge,
sans qu'il se dissolve une quantité appréciable de
ce métal. Le vin l'attaque même à froid ; la bière
et le cidre agissent plus puissamment encore
sur lui que le vin. Eller a retiré 15 centigr. d'acétate de cuivre de 2500 gr. de vin blanc bouilli
quelque temps dans un poêlon de cuivre bien
brillant. Les gelées de fruits, même acides,
comme la groseille, fabriquées mais non re-
froidies dans des vases de cuivre décapés,
n'en contiennent pas une quantité pondérable.
Les herbes et légumes cuits dans des vases en
cuivre non étamés n'en fournisent que des
traces lorsque leur préparation est faite avec
soin et n'est pas abandonnée à l'air.

Dans tous les cas les doses de cuivre ainsi
empruntées aux vases proprement tenus sont
absolument incapables, ainsi que nous l'avons
montré plus haut, d'occasionner le moindre
accident. Des intoxications ont été observées
cependant dans quelques circonstances et rapportées à l'action malfaisante des sels cupriques.

Mais il faut les attribuer bien plutôt soit au mauvais état des ustensiles qui, souvent mal tenus, peuvent être recouverts d'oxyde ou de verdet que dissolvent les aliments ; soit plutôt à l'introduction dans les matières alimentaires des moisissures et microbes qui pullulent sur les objets abandonnés à l'air, et que l'ébullition ne détruit pas toujours parfaitement ; soit enfin, et trop souvent, à l'alliage plombifère dont on recouvre nos vases de cuivre dits étamés, alliage qui s'attaque d'autant mieux par le séjour et la préparation des matières alimentaires, qu'une partie du cuivre mis à découvert constitue avec l'étain et le plomb de l'étamage une véritable pile.

En mettant entièrement de côté l'introduction du cuivre dans l'économie par l'usage des vases, tubes et robinets de cuivre mal étamés, ou non étamés, dont l'usage est cependant presque continuel, on peut se demander, d'après les dosages de cuivre précédemment rapportés, quelle quantité de ce métal nous absorbons par notre alimentation habituelle de chaque jour.

Un adulte qui se livre à un travail modéré consomme environ par 24 heures :

Pain...................... 900 grammes.
Viande.................... 260 —

Graisse .... 70 grammes.
Vin .... 500 —
Légumes frais .... 200 —

Si l'on calcule d'après les chiffres ci-dessus les quantités moyennes de cuivre approximativement contenues dans ces aliments on trouve :

			milligr.	
Pain	900 gr.	contenant	0,45	cuivre métallique.
Viande	260	—	0,25	—
Légumes frais.	200	—	0,25	—
		Total par 24 heures.	0,95	—

Ainsi, chaque jour, nous recevons presque 1 milligr. de cuivre métallique alimentaire. Mais ce n'est là qu'une quantité *minimum*. Si les légumes frais sont remplacés par des légumes conservés en boîte, et reverdis comme ils le sont souvent au sulfate de cuivre, la quantité de ce métal quotidiennement consommée s'élèvera à 7 milligr. et pourra aller jusqu'à 40 milligr. par jour. Si nous consommons 60 grammes de chocolat, dont l'usage est aujourd'hui si répandu, celui-ci contiendra encore 4 milligr. de cuivre environ. Enfin on ne peut guère estimer à moins de un demi-milligramme la quantité de cuivre qui nous est apportée par toutes sortes d'ustensiles culinaires, vases divers, tubes, robinets, etc., à travers les-

quels passent nos aliments et nos boissons quotidiennes. Si, d'après les chiffres précédents, nous
faisons une moyenne générale relative à l'alimentation variée que reçoit un adulte dans le
cours d'un an, nous arriverons à voir qu'il
absorbe par jour avec ses aliments et ses boissons $5^{milligr}$,7 environ de cuivre métallique, ou,
pour être plus exact, qu'il reçoit dans l'année
1^{gr},7 de cuivre.

Nous ne nous étonnerons donc pas que les travaux modernes, confirmant les anciennes observations, aient affirmé la présence constante,
sinon normale, du cuivre chez presque tous les
animaux. L'existence de ce métal dans le foie est
une des vérités les mieux établies pour l'homme
et la plupart des animaux domestiques et sau-
vages. Récemment MM. Raoult et Breton ont
trouvé 5 milligr. de cuivre et 18 milligr. de
zinc par kilogr. de foie humain, MM. L'Hote et
G. Bergeron, d'après quatorze dosages, admettent qu'il existe moyennement $0^{milligr}$,7 de
cuivre dans la totalité du foie d'un adulte (1).

On voit donc que c'est bien à tort que certains auteurs, parmi lesquels il faut citer
MM. Flandin et Danger, et de nos jours MM. Tar-

(1) Ils pensent aussi que l'on n'y trouve pas au-delà de $3^{milligr}$
de cuivre. Nous croyons que cette dose est souvent dépassée.

dieu et Roussin (1), se sont inscrits en faux contre l'existence du cuivre dans nos organes.

Quoique cette quantité de 4 à 5 milligr. de cuivre fournie quotidiennement par l'alimentation doive être considérée comme représentant à peu près un minimum, et qu'elle puisse quintupler dans certains cas, par exemple par l'usage abusif des légumes reverdis au cuivre ou par celui du chocolat, il n'y a pas lieu, pensons-nous, de se préoccuper de ces minimes doses. Nous avons montré dans le chapitre précédent combien la tolérance de l'économie était grande pour les préparations de ce métal que les reins éliminent sans cesse. Les expériences faites par Toussaint, Burq, Galippe, sur eux-mêmes et sur les personnes de leur famille sont tout à fait démonstratives. Elles prouvent que l'on peut consommer sans danger, au moins durant quelques mois, des aliments qui fournissent à l'économie des doses 4 à 10 fois plus fortes que les précédentes.

Si la proportion de cuivre introduit dans les aliments s'élevait encore davantage, leur goût métallique deviendrait alors intolérable et la présence du cuivre à dose malsaine si

(1) Tardieu et Roussin, *Compt. rend. Acad. sciences*, t. LXXX, p. 270 et *Etude médico-légale sur l'empoisonnement*, 2ᵉ édition. Paris, 1875.

évidente qu'on serait amené à repousser d'instinct des aliments qui ne satisferaient pas le goût et dont la consommation prolongée serait insupportable. Dix milligr. de sulfate de cuivre dans 100 gr. de vin lui communiquent une saveur nauséabonde, un goût métallique des plus répugnants. Si, comme l'a essayé M. Galippe, l'on prend pour type d'aliment pouvant masquer le mieux la saveur des sels cupriques, du pâté de porc fortement épicé, à la dose de 8 centigr. de sulfate ou d'acétate de cuivre par 100 grammes de cet aliment, on éprouve au palais et à la gorge une sensation pénible que cet auteur caractérise par un mot vulgaire, mais qui peint bien la chose « la bouche est comme *enfarinée* ». Vient-on alors à boire, la saveur nauséeuse du cuivre se développe et provoque un profond dégoût. A la dose de 40 centigr. pour 100 grammes, les sels de cuivre communiquent à tous les aliments solides une couleur verdâtre et une saveur repoussante qui vous poursuit des heures entières, en excitant une continuelle salivation. Certes on ne sera jamais tenté de consommer des mets ainsi assaisonnés ; mais, dit l'auteur de ces utiles observations, en supposant même qu'on en mangeât 100 à 200 grammes, des acci-

dents graves, autres que des vomissements ou
de la diarrhée, ne sauraient survenir (1).

De tout ce qui précède on voit ce qu'il faut penser des prétendus empoisonnements par les sels de
cuivre que l'on aurait introduits criminellement
dans les matières alimentaires. Ces empoisonnements nous paraissent à peu près impossibles à
pratiquer, et nous ne pouvons que désapprouver
ces lignes écrites par MM. Tardieu et Roussin :

« L'empoisonnement par les préparations de
cuivre est un des plus fréquents ; car, outre le
rang élevé qu'il occupe dans la statistique cri-
minelle immédiatement après l'empoisonnement par l'arsenic et par le phosphore (de 1851
à 1872 on en compte 150 sur un total de 793
empoisonnements), il se produit accidentellement dans les cas très nombreux où l'on fait
usage soit de vases et d'ustensiles de cuivre,
soit de substances alimentaires auxquelles ont
été mélangés des composés cuivreux ; et de plus
il atteint les ouvriers de diverses professions (2). »

De telles affirmations se basent sur ce qui
reste justement à démontrer. Les faits nombreux
qu'elles invoquent à l'appui sont presque tous

(1) Galippe, Thèse inaugurale, p. 161.
(2) Tardieu et Roussin, *Étude médico-légale et clinique sur*
l'empoisonnement, 2ᵉ édition, 1876, p. 517.

mal connus, mal étudiés, mal analysés. Ils prennent malheureusement de l'importance du fait acquis de condamnations antérieurement prononcées. Mais sont-ce là des preuves scientifiques? Nous chercherions en vain les observations personnelles, les expériences contradictoires de ceux qui osaient ainsi hautement affirmer la multiplicité des empoisonnements par le cuivre. Alors que le professeur de médecine légale de la Faculté de Paris se portait garant de ces prétendues vérités, qui dira le nombre d'innocents sacrifiés au nom de la science et de la justice! Est-ce trop que d'exiger des preuves convaincantes, basées sur des observations exactes, répétées, consciencieuses, et sur des méthodes précises et sûres, avant que d'oser affirmer, juger et condamner!

II. — Le cuivre comme conservateur et colorant des matières alimentaires.

Quoique la plupart des travaux rappelés dans le précédent paragraphe eussent été déjà publiés en 1879, lorsqu'à cette époque nous fûmes chargés, M. A. Bouchardat et moi, de rédiger pour venir en discussion devant le *Congrès international d'hygiène* siégeant alors à Paris, un

Rapport sur la sophistication des aliments et des
boissons par les colorants artificiels, nous hési-
tâmes longtemps avant de nous déterminer à ne
pas considérer l'introduction du cuivre même
à minime dose dans les conserves d'aliments
comme un usage essentiellement blâmable.
Nous allons résumer ici et compléter en quelques points cette partie de notre rapport, faire
connaître cette singulière pratique, et dire
quelles sont les raisons qui nous déterminèrent
à conclure à la tolérance, tout au moins momentanée, d'une industrie déclarée jusque-là dangereuse ou du moins suspecte par les divers
conseils d'hygiène. Nos conclusions furent
d'ailleurs approuvées par le Congrès international après discussion publique (1).

L'industrie de la confection des conserves
alimentaires a pris depuis quelques années une
immense extension. Elle va sans cesse en crois-
sant avec les progrès d'une fabrication qui permet de conserver, exporter et consommer en
toute saison une masse d'aliments qui, sans elle,
ne pourraient être utilisés. Les facilités de plus
en plus grandes du commerce et des transports
répandent ces produits dans le monde entier.

(1) Voir les *Compt. rend. du Congrès international d'hygiène
de Paris*, t. I, p. 486 et 520.

En particulier les aliments végétaux artificiellement colorés au cuivre, aujourd'hui fabriqués et
mis en vente dans la plupart des pays de l'Europe, sont consommés sur toute la surface du
globe. Ils représentent donc un mode d'introduction du cuivre dans l'économie des plus
répandus et des plus puissants, et à ce titre leur
étude complète doit naturellement suivre celle
qui vient d'être faite de l'absorption journalière
du même métal par nos aliments ordinaires (1).

L'industrie de la fabrication des *conserves de
produits alimentaires*, née dans notre pays au
commencement de ce siècle, n'est devenue pratique et importante que depuis une vingtaine
d'années environ. Aujourd'hui les viandes, le
poisson, le lait concentré, les légumes, les fruits
ainsi préparés sont partout consommés en quantités énormes. Les chiffres suivants suffiront à
montrer dans quelle large mesure ces produits
alimentaires conservés en vases clos participent
à l'alimentation publique :

(1) J'ai publié en grande partie l'ensemble des détails que
je vais reproduire ici, dans mon Mémoire sur les *Conserves reverdies au cuivre, Nouvelle méthode de recherche des métaux
toxiques* (*Annales d'hygiène et de méd. légale*, 3ᵉ série, t. I,
p. 5.)

QUANTITÉ DES MATIÈRES ALIMENTAIRES PRINCIPALES FABRIQUÉES
ET MISES EN CONSERVES DANS DIVERS PAYS (1).

	Viandes.	Poissons.	Légumes et Fruits.	Valeur totale.
	Millions de boîtes.	Millions de boîtes.	Millions de boîtes.	Millions de francs.
France............	1/2	90	40	70
Australie	6	»	»	10
Plata..............	4	»	»	6
États-Unis	6	10	»	10
Italie.............	»	. 3	2	2
Espagne...........	»	9	»	3
Pour mémoire :				
Belgique, Hollande, Etats Scandinaves, Allemagne, Grèce, Turquie, etc........				
Totaux minimums...	16.5	112	42	101

C'est donc environ 10 millions de kilogrammes de viandes, 66 millions de kilos de poissons, 20 à 25 millions de légumes ou fruits, qui sont, année moyenne et d'une manière progressivement croissante, conservés, vendus et consommés.

(1) Ces quantités sont exprimées ici en boîtes. On peut admettre que le contenu de chaque boîte pèse environ un demi-kilogramme. Les chiffres de ce tableau sont approximatifs et moyens, mais ils peuvent être considérés comme des minimums. Ils nous ont été fournis par M. le Président du syndicat des conserves alimentaires de Paris.

Il y aurait donc lieu, si l'on se plaçait à un point de vue différent de celui de ce livre, de se demander quelle est la valeur alimentaire, les avantages et les inconvénients de ces préparations dont l'usage tend à se généraliser de plus en plus'; quel est l'équivalent nutritif, la digestibilité, le mérite et le danger des viandes ou des légumes ainsi préparés ; si les procédés suivis par les divers fabricants n'introduisent pas dans ces aliments des produits malsains ; si les progrès du temps ne les altèrent pas; si la conservation en boîtes métalliques, ne constituerait pas une pratique dangereuse ? etc.

Mais, dans cet ouvrage, nous devons nous borner à donner le résultat de nos recherches et de nos renseignements sur l'existenc du cuivre, et du plomb dans les produits l'une des branches les plus importantes de cette industrie : celle qui fournit les fruits et les légumes conservés, et en particulier ceux qui ont subi le reverdissage au sulfate de cuivre. Cette pratique qui introduit, comme on le verra, de notables quantités d'un métal réputé vénéneux dans nos matières alimentaires usuelles est-elle bien dangereuse, comme on l'a cru généralement jusqu'ici ? Est-elle au contraire exempte de tout inconvénient ainsi que le prétendent les fabricants, et comme

on pourrait le penser, si l'on tient compte de
l'énorme consommation que l'on fait des légumes ainsi reverdis sans qu'ils aient donné lieu
à des accidents dûment constatés? Ces matières
alimentaires différemment préparées par chaque
fabricant ne contiennent-elles pas d'autres métaux suspects que le cuivre : du zinc, de l'étain,
du plomb, par exemple? Et si ce dernier métal
existe dans ces préparations, même à faible dose,
n'y a-t-il pas lieu de rechercher de nouveaux
moyens d'occlusion qui permettent d'exclure le
plomb de la fabrication des vases destinés à
contenir et conserver ces substances? Telles
sont les importantes questions d'hygiène alimentaire que nous aborderons successivement.

Commençons d'abord par faire connaître en
quelques mots les méthodes habituellement
employées pour obtenir les produits dont nous
allons parler.

(A). — *Méthode Appert pour la conservation des matières alimentaires.*

On sait que le procédé généralement employé
jusqu'à ce jour pour conserver à peu près
indéfiniment les matières alimentaires altérables
consiste à les placer dans des bocaux de verre ou

de fer-blanc que l'on ferme hermétiquement, le plus souvent à la soudure des plombiers, et que l'on porte ensuite quelques minutes à une température un peu supérieure à 100°. Cette méthode est, on peut le dire, l'une des conquêtes économiques importantes de notre siècle. Grâce à elle, chaque année plusieurs centaines de millions de kilos de substances nutritives, mais putrescibles et qui seraient certainement perdues ou mal utilisées, sont préparées, conservées, envoyées dans toutes les directions, consommées en tous temps, dans les pays les plus dénués de ressources et dans des conditions où elles deviennent pour l'homme un puissant élément de santé ; dans de longues traversées que font les marins, pour les troupes en campagne elles rendent les plus grands services, etc. On ne saurait donc méconnaître que cette heureuse découverte ait sensiblement contribué à augmenter le bien-être et la longueur moyenne de la vie humaine. Elle est due au Français Appert (1) ; sa

(1) Les Anglais attribuent à leur compatriote Donkain la découverte des procédés de conservation dus à Appert. — C'est, on le sait, une de leurs prétentions que nulle découverte pratique ne se fasse en dehors d'eux. Cette prétention est mal fondée, spécialement dans ce cas. Je parle ici du public et surtout des publicistes anglais, et non des savants de cette nation dont la compétence et la bonne foi ne saurait être mise en doute.

3.

méthode fut mise en pratique par lui sur une large échelle dès 1804, époque à laquelle il fut chargé d'une importante fourniture au ministère de la marine, mais ses recherches dataient déjà de 1796. Elles sont devenues depuis une source de recettes pour tous les États civilisés. Appert, qui enrichissait son pays, n'en mourut pas moins en 1840 dans une position presque misérable !

On ne saurait encore expliquer d'une manière complètement satisfaisante comment des matières très altérables, d'origine animale ou végétale, chauffées quelques instants en vase clos à 100° ou un peu au-dessus, acquièrent la propriété de se conserver indéfiniment sans s'altérer ; pourquoi dans les meilleures conditions de fabrication deux à cinq pour 100 des boîtes préparées dans une même opération et également chauffées, fermentent et se putréfient pendant que les autres se conservent indéfiniment ; pourquoi la présence d'une trace de certains sels, l'ébullition préalable avec les alcalis très-faibles, etc., constituent des conditions de conservation précaire (1) ; on ne saurait dire si

(1) On sait toutefois : 1° que certains microbes résistent à l'action de la chaleur à 120° durant quelque temps ; 2° que les milieux alcalins sont spécialement favorables à leur conservation, même après l'action de la chaleur assez prolongée.

l'action de la chaleur détruit entièrement l'efficacité de tous les ferments solubles et la vie
de certaines cellules dans lesquelles nous a paru
persister, malgré le chauffage, une partie de
leur activité première; on ignore enfin quelles
sont les transformations ultérieures que certains composés contenus dans ces aliments produisent lentement sur ces matières. Toujours
est-il qu'il se passe dans les substances animales
ou végétales ainsi préparées des changements
très lents qui se traduisent par des phénomènes
de réduction à froid que nous avons parfaitement constatés, et qui font peu à peu varier les
qualités nutritives et savoureuses de ces matières assimilables (1). Appert pensait que l'air
étant nécessaire aux fermentations, le chauffage en vase clos avait pour effet de faire
absorber l'oxygène par les substances alimentaires qui désormais devenaient inaltérables.
Les belles recherches de M. Pasteur ont démontré que c'était surtout en tuant les germes
vivants que la méthode d'Appert agissait principalement et préservait ces substances de l'altération putride.

---

(1) Ces cellules conservent encore après le chauffage une
action réductrice puissante. Nous avons remarqué qu'elles ré-
duisent l'indigo bleu à l'état indigo blanc.

Pour des causes diverses, et tout particulièrement en raison de la perfection de sa fabrication et de l'excellence de ses matières premières,
la France a gardé longtemps le monopole de la
préparation et du commerce des légumes et
des fruits conservés. Elle est encore au premier
rang de cette industrie en Europe. Plus de 40
millions de demi-boîtes de petits pois, haricots
verts, flageolets, champignons, fruits divers, etc.,
sont préparés chaque année dans notre pays par
la méthode d'Appert, et 90 p. 100 de ces produits sont exportés à l'étranger (1).

Toutefois, les procédés Appert plus ou moins
modifiés, appliqués aux légumes verts, présentent un léger inconvénient. Les substances
végétales, lors de leur cuisson ou même plus
tard dans leurs boîtes, jaunissent, se décolorent,
perdent leur goût ou prennent une faible saveur de renfermé. Ces transformations sont lé-

---

(1) Les renseignements techniques contenus dans ce mémoire nous ont été fournis par divers grands fabricants.

Il existe en France quatre principaux centres de fabrication
de conserves de légumes. Ce sont :

Paris et sa banlieue fournissant	4 à 5 millions de 1/2 boîtes.		
Nantes et la Bretagne	—	4	—
Bordeaux	—	4 à 5	—
Angers, le Mans,	—	3 à 4	—
Périgueux, Cahors, Agen,	—	2 à 3	—

La demi-boîte contient de 260 à 320 grammes de légumes
égouttés, en moyenne 300 grammes.

gères il est vrai, et n'empêchent pas ensuite
leur conservation à peu près indéfinie, mais
elles enlèvent à ces légumes leur apparence de
primeur et leur aspect naturel. On a donc
cherché à empêcher ce jaunissement et à conserver à ces produits toutes les qualités apparentes qui les font rechercher du commerçant
et du consommateur. C'est de là qu'est née la
pratique dite du *reverdissage*. Elle consiste à
traiter les légumes au moment de leur cuisson
ou de la mise en boîte par divers procédés destinés à leur conserver leur aspect de légumes
frais. Nous allons d'abord faire connaître ces
procédés techniques.

(B). — *Procédés de reverdissage.*

La méthode la plus généralement employée
consiste à plonger les légumes au moment de
leur cuisson dans un bain de sulfate de cuivre
très étendu. Cette pratique, découverte depuis
25 ou 30 ans, est utilisée à cette heure par
les huit dixièmes des fabricants de conserves
de légumes verts ; elle est née de l'observation
que les matières alimentaires chlorophylliennes
préparées dans des vases de cuivre conservent mieux leur couleur que lorsque leur

cuisson s'opère dans des vases de terre ou d'un autre métal. De là vint la pensée d'ajouter une petite quantité de sel de cuivre aux légumes auxquels on veut conserver leur teinte verte. Voici du, reste comment on opère. Dans une grande chaudière de cuivre on place 100 litres d'eau, puis, suivant la nature des légumes et les habitudes du fabricant, on ajoute 30 à 70 grammes de sulfate de cuivre. On porte à l'ébullition et l'on introduit alors dans cette eau bouillante sulfatisée au cuivre de 60 à 70 litres de légumes verts et nouvellement cueillis contenus dans un panier métallique qui permet de les tremper et de les retirer à volonté. Au bout d'un temps plus ou moins long (5 à 15 minutes), on retire les légumes (1) et on les lave entièrement dans un courant d'eau froide. Ils sont alors versés dans leurs boîtes de fer-blanc que l'on finit de remplir avec une solution aqueuse de sel marin et souvent de sucre. Après que le couvercle a été soudé entièrement, la boîte est portée à 105-115° pendant 15 à 30 minutes dans un autoclave. Ainsi préparé, l'aliment végétal se conserve durant des années sans altération de couleur et presque de goût.

(1) Cette première cuisson, qu'elle se fasse avec ou sans cuivre, porte le nom de *blanchiment*.

A chaque opération on rejette l'eau cuivrique qui a servi au blanchiment précédent, et l'on recommence comme ci-dessus (1).

Comment agit la solution de sulfate de cuivre bouillante pour conserver toutes leurs qualités apparentes aux légumes verts?

Le cuivre s'unit d'abord à la légumine et aux matières albuminoïdes de la couche corticale ; il s'y fixe sous forme d'albuminates insolubles et cela d'autant mieux que les légumes sont plus frais et plus tendres (2); la chlorophylle elle-même se combine au cuivre et se conserve dans cette combinaison insoluble.

D'autre part, si le sulfate de cuivre agit aussi efficacement pour conserver à peu près indéfiniment leur teinte verte aux végétaux, c'est que

(1) Après m'être rendu compte par moi-même du mode opératoire des meilleurs fabricants de conserves, j'ai constaté que la quantité de cuivre fixée par les légumes s'élève ainsi à peine au sixième ou au quart de celui qui se trouve dans le sulfate de cuivre ajouté pendant le *blanchiment.* — Je me suis assuré aussi que le bouillon restant après l'opération du reverdissage contenait l'excès du cuivre sous une forme très particulière, probablement à l'état d'albuminate ou de léguminate. La liqueur ne bleuit plus par l'ammoniaque.

(2) Les petits pois trop fins et trop jeunes ne fixent pas bien le cuivre ; les pois trop gros demandent pour reverdir une cuisson plus longue et absorbent une plus grande quantité de métal. On peut dire que le cuivre fixé est d'autant plus abondant que la qualité des légumes est plus commune, et le blanchiment plus prolongé.

par ses propriétés antiseptiques et antifermen-
tescibles ce sel détruit sans doute ou s'oppose
indéfiniment à l'action des diastases aptes à
modifier la chlorophylle dans les cellules de la
pellicule. Quelques autres sels dont les combinaisons avec les matières albuminoïdes sont
cependant incolores, ceux de mercure, de zinc,
etc., agissent de la même façon par le cuivre.

Les légumes ainsi traités contiennent du
cuivre en quantité variable, très notable quelquefois, comme on le verra plus loin.

Une grande proportion des légumes conservés verts, vendus en France ou à l'étranger,
sont reverdis au sulfate de cuivre. Presque
tous ceux qui sont préparés en Allemagne, en
Italie, en Espagne le sont par le même procédé. D'une façon très générale, en France
toute boîte ne portant pas la mention *légumes
au naturel*, est reverdie au sulfate de cuivre.
Mais tous les légumes verts ne contiennent pas
de ce dernier métal.

Il existe, en effet, d'autres procédés de reverdissage, et nous devons reconnaître ici la
parfaite bonne foi des fabricants français, et
particulièrement parisiens. Interrogés par nous
à propos du présent travail, presque tous nous
ont initié aux détails de leur fabrication, et aux

essais tentés par eux avec une louable persévérance pour remplacer le sulfate de cuivre. La
plupart de ces procédés étant brevetés, nous
pouvons sans inconvénient les faire connaître
ici, d'autant mieux qu'ils nous seront utiles
pour établir nos conclusions. Nous éviterons
seulement d'indiquer les méthodes opératoires
trop techniques propres à chaque fabricant.

1° *Procédé à la laque de chlorophylle* (1). — On
prend des épinards ou des orties que l'on cuit
à moitié et que l'on additionne de soude caus-
tique jusqu'à complète dissolution de la chlorophylle, on filtre, et l'on ajoute un peu d'acide
chlorhydrique jusqu'à très légère acidulation.
Dans la liqueur on verse un peu de chlorure
d'aluminium. Il se fait une laque qui se redissout.
Une partie de cette liqueur verte est mélangée
à un grand volume d'eau, et les légumes y sont
un instant portés à 100°. La chlorophylle se précipite sur leur pellicule vers la température de 85°.
On lave alors exactement, on met en boîte, on
soude et passe à l'autoclave. M. Lecourt prépare
ainsi annuellement et livre au commerce près
d'un million de boîtes de légumes de toute sorte.

Dans un rapport présenté, en 1879, au *Comité*

(1) Brevet de MM. Lecourt et Guillemare, 1876.

consultatif d'hygiène de France, relativement à cette méthode M. Bussy (1) conclut ainsi :

« Il résulte de divers documents présentés par MM. Lecourt et Guillemare que le procédé qu'ils ont indiqué pour verdir les légumes donne des résultats satisfaisants dans la pratique.

« Ce procédé, au point de vue hygiénique qui intéresse particulièrement le Comité, est exempt des inconvénients qu'on reproche au procédé par les sels de cuivre.

« Ce progrès accompli dans l'industrie des conserves de légumes est un motif de plus pour maintenir les arrêtés qui prohibent l'emploi de sels de cuivre et pour veiller à leur stricte exécution.

« Il y a lieu d'exprimer aux pétitionnaires la satisfaction de l'administration pour les services qu'ils ont rendus à l'hygiène publique. »

On verra que nous ne pensons pas comme M. Bussy, qu'il soit nécessaire de poursuivre rigoureusement, au point de vue des intérêts de la santé publique, l'introduction de tout sel de cuivre dans les conserves alimentaires ; mais il faut bien reconnaître qu'il y aurait tout intérêt à employer le procédé à la chlorophylle, surtout

---

(1) Bussy, *Rapport sur une pétition de MM. Lecourt et Guillemare fabricants de conserves de légumes* (Recueil du Comité consultatif d'hygiène, Paris, 1879, tome VIII, p. 335).

s'il est reconnu que les progrès faits depuis 1876 l'ont rendu parfaitement pratique.

2° *Procédé au sucrate de chaux* (1). — Après que les légumes ont été blanchis à l'eau ordinaire salée, on ajoute dans les boîtes de conserve, avant de passer à l'autoclave, un jus composé comme suit. On prend : eau 100 parties, sucre blanc 2,5 parties ; dans cette quantité d'eau sucrée on fait dissoudre 0,6 partie de chaux vive préalablement transformée en lait de chaux que l'on tamise et agite avec la solution sucrée ; enfin à ce sucrate de chaux on ajoute du bisulfite de calcium à raison de 75 à 150 grammes d'acide sulfureux réel. On agite, on filtre et l'on additionne enfin chaque litre de liqueur claire de 15 grammes de sel marin.

La chaux peut être avantageusement remplacée par la soude ou la potasse. On peut supprimer ainsi les filtrations, et même ne pas ajouter de sucre.

Les auteurs de ce procédé admettent que l'emploi des bisulfites est nécessaire pour empêcher le jaunissement de la chlorophylle. L'empêche-t-il complètement? Je ne saurais le garantir et j'ai fait pour ma part des expériences

---

(1) Brevet de MM. Biardot, Possoz et Lécuyer, août 1877. Il a subi divers perfectionnements successifs.

qui m'ont démontré qu'à une température de
115°, prolongée 15 minutes, ou même que par
une température inférieure plus longtemps
maintenue, l'emploi des sulfites et bisulfites,
même en proportion un peu plus forte qu'aux
doses précédentes, n'empêche pas le jaunissement des végétaux. En tout cas le procédé
ci-dessus paraît avoir donné des résultats variables et demande à être consacré par une
plus longue pratique.

3° *Procédé Garges* (1). — Il consiste à faire
macérer les légumes dans une solution de carbonate de soude étendue, puis à les laver dans
un bain d'alun auquel on ajoute un peu d'alcool.
On blanchit ensuite au procédé ordinaire; on
remplit les boîtes et l'on ajoute au jus une
suffisante quantité de sel marin avec 1 p. 100
de carbonate sodique ou de borax.

C'est toujours fixer la chlorophylle au sein
du tissu végétal sous forme de laque, car le
carbonate sodique ne doit probablement son
action préservatrice passagère de la verdeur
des légumes que parce que ce corps concourt
à former aux dépens des sels de chaux du
végétal un chlorophyllate terreux. Les résul-

---

(1) Brevet pris le 4 septembre 1877.

tats ainsi obtenus sont insuffisants et précaires.

Il faut ajouter que la cuisson en présence des carbonates alcalins ou du borax paraît communiquer aux légumes préparés par cette méthode la faculté de fermenter ultérieurement.

4° *Procédé au sel de zinc.* — Il existe un autre procédé pour reverdir les légumes, procédé exploité depuis près de 15 ans par un de nos principaux fabricants dont les produits seront mentionnés plus loin parmi ceux qui ont été analysés par nous. Les détails de cette pratique sont tenus secrets. Nous devons toutefois ne point la passer sous silence parce qu'elle a été proposé, il y a quelques années aux principaux fabricants et essayé par eux, mais qu'elle ne saurait être adoptée au point de vue d'une saine hygiène. C'est le procédé Courtemanche qui, en principe, consiste à remplacer le sulfate de cuivre par le chlorure de zinc. On réussit assez bien à conserver ainsi aux légumes une teinte verte ou vert jaunâtre naturelle, mais on ne peut leur communiquer le ton vert franc que l'on s'est malheureusement habitué à rechercher aujourd'hui. Il est de notre devoir, du reste, de prévenir les fabricants qui emploient le zinc que ce métal ne saurait être toléré sans inconvénients pour la santé publique, à doses surtout

plus élevées que celles qui suffisent ordinaire-
ment pour le reverdissage au sulfate de cuivre.

Comme nous le disions plus haut, plus de 80
pour 100 des légumes reverdis en France le sont
au moyen des sels de cuivre qui servent à fixer
dans leurs tissus la chlorophylle sous forme inal-
térable et insoluble dans l'eau. Ainsi que nous
nous en sommes assuré, après M. Galippe et
MM. H. P. et T. Kingzett, on ne retrouve que
des traces de cuivre dans le liquide qui baigne
les légumes, et l'eau bouillante ne l'enlève pas.
Au contraire, si l'on soumet les légumes reverdis
à une digestion artificielle en présence de la
pepsine et de l'acide chlorhydrique très étendu,
le cuivre passe en dissolution dans la liqueur (1).
Une partie du cuivre des légumes ainsi reverdis
est donc absorbée dans son trajet à travers le tube
digestif, et une autre portion reste dans les excré-
ments. Si le cuivre est ainsi absorbé en totalité
ou non, il y a donc lieu de se demander quelle
peut être la quantité de ce métal introduite
par cette voie dans l'économie. En France, les
Conseils d'hygiène consultés sur la pratique
du reverdissage par les sels de cuivre n'ont pas
hésité à la blâmer. Nous pensons, quant à nous,

(1) Voir *Répertoire de pharmacie*, t. VI, p. 36.

qu'aux faibles doses où leur goût métallique est inappréciable, l'ingestion de sels de cuivre ne présente pas d'inconvénients immédiats ; mais une expérience plus longue et une statistique plus rigoureuse sont encore nécessaires pour se prononcer entièrement sur la parfaite innocuité de ces aliments si leur usage doit souvent se répéter, et surtout si les doses de cuivre qu'ils contiennent dépassent très notablement les quantités maximum que l'on trouve dans nos matières alimentaires de tous les jours.

Il semblerait même que l'on dût immédiatement conclure que l'introduction de petites quantités de cuivre dans les légumes conservés par le reverdissage devant être tenue en suspicion, puisque leur innocuité absolue n'est pas démontrée, cette pratique dût être prohibée au point de vue de la prudence rigoureuse et des règles d'une stricte hygiène. C'est ainsi qu'ont en effet conclu le Comité consultatif d'hygiène et le Conseil d'hygiène et de salubrité de la ville de Paris. Aussi devant le témoignage à peu près unanime des conseils compétents et des hygiénistes spéciaux, les administrations et l'État n'ont pas hésité à prendre contre l'introduction du cuivre dans les matières alimentaires des mesures prohibitives, que nous allons faire connaître.

(C) — *Mesures prises contre l'introduction du cuivre dans les matières alimentaires.*

Une ordonnance du préfet de police en date du 28 février 1853, porte prohibition des vases et des sels de cuivre pour la préparation des produits alimentaires destinés à être livrés au public. Cette ordonnance était applicable seulement à la ville de Paris, et l'on pensa qu'il y aurait lieu de la généraliser et de la rendre obligatoire pour toute la France.

Le Comité consultatif d'hygiène publique, interrogé à ce sujet, adopta dans sa séance du 12 novembre 1860, les conclusions de sa commission, composée de MM. Bussy, Ville et Tardieu (1) qui s'expriment ainsi : « L'introduction de sels de cuivre dans la préparation des fruits et des légumes verts a été constatée ; si les doses extraites des produits examinés n'ont pas paru, en général, de nature à produire des accidents sérieux, la présence d'une substance éminemment vénéneuse dans ces denrées alimentaires, et en proportion indéterminée, constitue un danger que l'on ne peut méconnaître et que l'administration ne saurait tolérer.

(1) *Recueil des travaux du Comité consultatif d'hygiène.* Paris, 1878, tome VII, p. 306.

« Le comité n'hésitera donc pas, nous le pensons, à approuver la proposition du conseil d'hygiène et de salubrité de la Seine, et à proposer à M. le ministre d'interdire d'une manière générale l'emploi des sels et des vases de cuivre dans la préparation des fruits et des légumes. »

A la suite de ce rapport et d'une circulaire ministérielle du 20 décembre 1860, l'arrêté suivant était pris et rendu applicable à toute la France :

Art. 1ᵉʳ. — Il est interdit aux fabricants et commerçants d'employer des vases et des sels de cuivre dans la préparation des conserves de fruits et de légumes destinés à l'alimentation.

Art. 2. — Les contrevenants seront poursuivis devant les tribunaux compétents pour être punis conformément aux lois.

Pour divers motifs et considérations qu'il est inutile de développer ici, ces dispositions sont à peu près restées lettre morte jusqu'en 1877 où les fabricants de conserves alimentaires demandèrent à M. le ministre de l'agriculture de rapporter cet arrêté qui mettait leur industrie en souffrance, alors qu'une longue expérience avait démontré, disaient-ils, la parfaite innocuité de l'emploi des conserves alimentaires reverdies au sulfate de cuivre.

Le Comité consultatif d'hygiène publique,

consulté de nouveau à ce sujet, conclut par la voix de son rapporteur, M. Bussy, au maintien de ses précédentes réponses, d'après les principales considérations suivantes (1) :

« Les préparations de cuivre sont toxiques, et si l'on prétend qu'il ne peut y avoir empoisonnement avec les doses employées au reverdissage, qui pourrait affirmer l'innocuité, dans l'alimentation journalière, de faibles doses de cuivre longtemps continuées?

.« L'état de suspicion dans lequel se trouvent placés les produits dont il s'agit peut, s'il se perpétue, nuire à la considération et aux intérêts de notre commerce à l'étranger. » (15 juillet 1877.)

Ce rapport, comme les précédents, juge la matière sans donner les éléments qui permettent de se faire une opinion fermement appuyée sur la connaissance des faits.

Pour discuter et essayer de résoudre cette question, il est avant tout nécessaire de connaître exactement les doses de cuivre que la pratique du reverdissage peut introduire dans les matières alimentaires ainsi conservées.

(1) Bussy, *De l'interdiction des vases et des sels de cuivre dans la préparation des conserves de fruits et légumes destinés à l'alimentation* (*Recueil des travaux du Comité consultatif d'hygiène*, 1878, t. VII, p. 302).

(D). — *A quelles doses le cuivre existe-t-il dans les conserves reverdies au sulfate de cuivre.*

Le reverdissage des légumes au sulfate de cuivre introduit-il dans ces aliments des doses notablement plus élevées que celles que l'on rencontre tous les jours dans l'alimentation usuelle?

Le reverdissage ou cuivrage des légumes par le sulfate de cuivre se pratique suivant des méthodes fort analogues par tous les fabricants. Nous les avons indiquées plus haut : elles recourrent toutes à un trempage à chaud dans un bain sulfatisé de 35 à 70 grammes de vitriol bleu par 100 litres, puis à un lavage à grande eau. Si la dose de sulfate restait toujours constante, si les légumes étaient de même nature, le blanchiment également prolongé, et si les lavages étaient bien complets, les quantités de cuivre introduit dans ces aliments seraient à peu près constantes. Mais déjà la dose de cuivre fixée varie avec la nature des légumes : ainsi les haricots verts, et surtout les haricots verts écossés, dits *flageolets*, absorbent une dose plus élevée de sulfate que d'autres espèces, tels que les petits pois écossés ou non. Pour une même espèce, les pois verts, par exemple, s'ils sont tendres et jeunes, ils auront besoin d'un trempage moins prolongé et la dose de cuivre fixée sera inférieure à celle qui s'introduira dans les pois moins fins. Une autre cause de variation du cuivre tient au lavage plus ou moins parfait des légumes après l'opération du reverdissage. Enfin, suivant une pratique fort regrettable, quelques fabricants introduisent,une petite quantité de la liqueur cuivreuse dans le jus des boîtes avant de les sceller.

Pour ces diverses causes, la quantité de cuivre fixée varie beaucoup avec la nature et l'espèce des légumes ainsi que le mode opératoire du fabricant. Il est donc absolument nécessaire de recourir à l'analyse de ces aliments pour se rendre compte de la dose de cuivre qu'ils peuvent contenir. Nous pourrons ensuite conclure.

(E). — *Premiers dosages de cuivre dans les conserves alimentaires.*

Un certain nombre de dosages de cuivre dans les conserves alimentaires avaient été déjà publiés par MM. Pasteur, Galippe et Carles, avant ceux que nous avons cru devoir faire nous-mêmes.

« Sur 14 boîtes de conserves de petits pois prises au hasard et achetées chez les marchands des grands quartiers de Paris : la Madeleine, Saint-Honoré, etc., dit M. Pasteur, dix renfermaient du cuivre et quelquefois jusqu'à un dix-millième environ du poids total de la conserve, abstraction faite du liquide qui baigne les petits pois (1). » .

M. Pasteur a donc trouvé, comme maximum, dans ses expériences, $0^{gr},100$ de cuivre par kilogramme de petits pois égouttés.

D'après des recherches, sans nom d'auteur, faites à la demande de M. le préfet de Bordeaux et citées par Bussy dans son rapport du 15 juillet 1877 mentionné plus haut, la quantité de cuivre des légumes reverdis et égouttés aurait été trouvée de $0^{gr},010$ environ par kilogramme. Ces dosages sont certainement beaucoup trop faibles.

M. le Dr V. Galippe (2) après avoir réuni 12 boîtes de conserves achetées à Paris, toutes reverdies, portant la marque de fabriques différentes et en avoir mélangé exactement le contenu, a dosé le cuivre moyen. Il a trouvé :

		gr.
1° Cuivre métallique pour 1000 gr. pois égouttés.......		0.048
2° — —		. 0.050
3° Cuivre dosé sur une boîte prise au hasard.........		0.060

(1) Pasteur, *Comptes rendus de l'Académie des sciences,* t. LXXXIV, p. 293.

(2) Galippe, *Études sur les conserves de pois reverdis.*

La liqueur qui baignait ces pois contenait
13 milligrammes de cuivre par kilogramme ;
une demi-boîte renfermait 115 grammes environ de ce liquide, mais on sait qu'on le rejette
avant la préparation des légumes.

M. Carles, pharmacien et professeur agrégé
de la Faculté de médecine de Bordeaux, a fait
sur les mêmes produits alimentaires reverdis des
dosages de cuivre que nous reproduisons ici,
en les calculant pour 1000 grammes de légumes
égouttés :

			Cuivre par kilogramme. gr
1876	—	— Petits pois.....	0.128
1876, décembre.	— Petits pois............		0.210
1877	—	—	.... 0.200
1877, février...	— Haricots verts....		0.080
1877	—	—	0.076
1877	—	— Pois verts	0.070

L'auteur dit n'avoir pas trouvé de plomb dans
les légumes conservés qu'il a examinés. Nous
reviendrons tout à l'heure sur ce point : il mérite
une attention toute particulière.

(F). — *Dosages de cuivre, de plomb et d'étain
dus à l'auteur de ce livre. Méthode nouvelle
pour la recherche des métaux vénéneux.*

Nous avons à notre tour voulu nous rendre
compte des doses de cuivre qui pouvaient être

contenues dans les conserves reverdies, et résoudre en même temps la question, qui nous paraissait plus encore importante et plus grave, de savoir si la soudure ou les fers-blancs habituellement employés pour les boîtes de conserves, introduisent dans ces aliments, aujourd'hui devenus si populaires, de l'étain et surtout du plomb (1). On sait que les combinaisons de ce dernier métal sont toutes dangereuses ; que cette substance toxique semble s'accumuler dans l'économie, ou du moins n'est que très lentement éliminée, et que des doses très faibles peuvent, grâce à ce mécanisme, provoquer peu à peu l'empoisonnement chronique saturnin. Il était donc de la dernière importance d'aborder cette grave question.

Nous savions déjà par nos études préalables et par le relevé, fait par nous, de sérieux accidents ayant suivi la consommation de conserves de viandes ou d'aliments riches en graisse, tels que foie gras, poissons, etc., que le plomb se dissout en général plus aisément dans les boîtes

(1) En général, on emploie le fer-blanc à l'étain fin d'origine anglaise, ou le fer-blanc, plus pur encore, des usines françaises de Montataire. Mais il est des fabricants qui n'hésitent pas à utiliser des fers blancs plombifères de qualité inférieure, d'aspect gris-bleuâtre, faits avec des tôles trempées au bain d'alliage de plomb et d'étain.

contenant ces dernières substances que dans celles où l'on ne conserve que des légumes verts. Mais la nature même du présent travail nous obligea d'abord à borner nos recherches aux légumes conservés en boîtes métalliques. L'action corrosive de ces aliments sur le plomb des soudures était d'ailleurs un cas tout particulièrement intéressant à examiner, parce qu'il peut être considéré comme celui où sont réunies les conditions les moins favorables à l'introduction du plomb dans les matières alimentaires.

Nos études portèrent principalement sur les conserves qui sont livrées au commerce par plusieurs maisons importantes de Paris, Nantes et Angers (1), ainsi que sur les produits d'une marque, qui remplace le cuivre par le zinc, métal que nous n'avons d'ailleurs voulu ni rechercher ni doser, notre but étant simplement de nous assurer si l'on excluait réellement le cuivre de cette fabrication spéciale qui date déjà de quinze années.

Nos dosages ont été faits par une méthode nouvelle qui permet de doser et de séparer des matières organiques les plus petites quantités

(1) Nous croyons devoir ne pas les désigner ici par leurs noms. Nous dirons seulement que ce sont des maisons considérables et du reste honorables à tous égards.

de presque tous les métaux toxiques, même
lorsqu'ils sont mélangés entre eux. Cette méthode est, avec celle du Dr Pouchet publiée un
peu plus tard, la seule qui permette de retrouver les traces de plomb pouvant exister dans les
substances organiques. Dans le cas particulier
qui nous occupe, n'ayant à rechercher ni l'arsenic, ni le mercure, la marche que nous avons
adoptée se réduit aux opérations suivantes :

Les matières desséchées à l'étuve de fer sont
imprégnées d'un peu d'acide nitrique pur additionné de quelques gouttes d'acide sulfurique,
puis carbonisées dans le platine à basse température sur une lampe de verre et dans une
enceinte exempte de poussières et d'objets en
cuivre. On chauffe modérément tant qu'il se
forme des produits odorants ou volatils. On
broie alors finement le résidu charbonneux et on
l'épuise par l'eau bouillante acidulée d'acide
azotique. Le charbon qui reste est calciné lentement à la température du rouge naissant et à
l'air ambiant. Les liqueurs de lavage sont évaporées; elles ne contiennent pas, en général,
de cuivre ou à peine des traces, ce métal étant
presque entièrement retenu par le charbon. Les
cendres résultant de l'incinération du charbon,
mêlées au produit de l'évaporation des eaux

de lavage, sont traitées alors par un petit excès d'acide sulfurique pur ; on chauffe jusqu'à ce qu'il ne se dégage plus d'acide nitrique ou nitreux, on calcine, on étend de beaucoup d'eau, on fait bouillir, on laisse refroidir et on filtre après vingt-quatre heures. Le plomb et l'étain pouvant être contenus dans les légumes restent ainsi sur le filtre, et tout le cuivre passe dans la liqueur à l'état de sulfate. On précipite alors lentement ce métal dans le liquide filtré rendu modérément acide, et que l'on maintient tiède, en y faisant plonger les électrodes de platine d'une pile formée de deux éléments de Bunsen. On lave ces deux électrodes au bout de 24 heures par décantations successives et sans interrompre le courant ; on dessèche dans l'hydrogène avec les précautions ordinaires la lame de platine recouverte de cuivre, on la pèse, puis après avoir redissous le métal par l'acide nitrique et de nouveau desséché la lame, on la pèse encore ; la différence des deux pesées donne le poids du cuivre déposé (1).

(1) On peut aussi, comme le font quelques auteurs, après avoir siphoné et remplacé par de l'eau à plusieurs reprises la liqueur acide, plonger les deux électrodes dans de l'eau pure, puis laver à l'alcool et enfin à l'éther la lame de platine où le cuivre s'est déposé. On n'a plus alors qu'à laisser dessécher quelques instants à l'air et à peser.

Quant au plomb et à l'étain, s'il s'en trouve dans les légumes analysés, ces deux métaux restent, l'un à l'état de sulfate, l'autre à l'état d'acide métastannique sur le filtre ayant reçu les cendres traitées par l'acide sulfurique. Ils y sont mélangés à une certaine quantité de sulfate de chaux et de phosphates acides. Pour retrouver et séparer ces deux métaux, on continue comme il suit l'application de la méthode que j'indique :

On fait bouillir, plusieurs heures, le précipité où se trouvent les deux métaux ci-dessus avec un petit excès de cristaux d'hydrate de baryte. Tous les sulfates se changent en oxyde, le plomb passe à l'état d'hydrate de plomb ou de plombate de baryte, l'étain à l'état de stannate. On reprend alors le tout par de l'acide chlorhydrique pur et chaud mêlé de son volume d'eau et l'on filtre sur du verre pilé ou de l'amiante. Le plomb, l'étain et les phosphates solubles passent dans la liqueur acide. On lave le résidu plusieurs fois à l'acide chlorhydrique étendu, puis à l'eau bouillante pour extraire tout le chlorure de plomb, et l'on mêle avec la solution chlorhydrique chaude ces eaux de lavage filtrées. Dans la liqueur claire ou trouble, très acide, on précipite le plomb et l'étain, par l'hydrogène sulfuré. Les sulfures étant recueillis sur un filtre et lavés à l'eau chargée d'acide sulfhydrique, on les sépare en mettant à digérer le filtre qui les porte dans un peu de polysulfure alcalin étendu et tiède, qui dissout le sulfure d'étain et laisse celui de plomb. On précipite ensuite l'étain de sa solution par quelques gouttes d'acide et l'on calcine son sulfure, puis on l'oxyde à plusieurs reprises par de l'acide nitrique. A son tour, le sulfure de plomb est transformé en sulfate, mis en suspension dans l'acide sulfurique étendu, séparé par électrolyse et pesé.

La méthode que nous donnons ici s'applique plus spécialement à la recherche du plomb dans les matières organiques. Des dosages nombreux nous ont montré qu'on pouvait extraire ainsi les 95 centièmes environ du métal introduit. Dans le cas où le plomb est mêlé d'étain, cette méthode pourrait donner un poids un peu trop faible de ce dernier métal, mais elle est très suffisante pour les recherches toxicologiques.

Voici maintenant les résultats de nos analyses. Ils sont tous rapportés à 1 kilogramme de légumes préalablement égouttés :

QUANTITÉS DE CUIVRE, DE PLOMB ET D'ÉTAIN CONTENUS, D'APRÈS NOS DO-
SAGES, DANS 1 KILO DE LÉGUMES REVERDIS AU SULFATE DE CUIVRE.

	CUIVRE métallique.	PLOMB.	ÉTAIN.
Petits pois fins; récolte 1877, un an de boîte ; marque A.	0.083 *(gr.)*	moyenne pour ces trois marques 0gr.0046	»
Haricots verts, même récolte, même marque..........	0.099		
Petits pois fins même récolte, un an de boîte, marque B.	0.125		
Petits pois fins (P. frères), non reverdis, dits au naturel...	0.000		
Petits pois fins, marque C, récolte 1877 (bien verts)..	0.020	0.0077 *(gr.)*	0.071 *(gr.)*
Idem, récolte de 1876 (2 ans de boîte)................	0.024	»	»
Haricots verts, marque C, ré-colte 1877 (bien verts).....	0.003 (1)	0.0064	0.011
Petits pois extra-fins, marque D, récolte 1877..........	0.016	»	»
Petits pois moyens, marque D, un an de boîte	0.054	»	»
Petits pois moyens, marque E, un an de boîte........	0.082	»	»
Autres petits pois moyens, même récolte, marque F..	0.005 (2)	»	»
Haricots verts moyens, un an de boîte..............	0.049	»	»
Autres haricots verts moyens, un an de boîte..........	0.056	»	»

(1) La faible proportion de cuivre trouvée dans ces haricots verts nous fait donner ce chiffre sous toutes réserves ; une erreur ayant pu être commise soit par le fabricant, soit par nous-mêmes.

(2) Ces petits pois étaient verts. Ils n'avaient pas été reverdis par le sulfate de cuivre, mais bien par le chlorure de zinc.

Dans un échantillon de cornichons *verts* au vinaigre, M. Magnier de la Source a trouvé en moyenne un peu plus de $0^{gr},002$ de cuivre par kilogramme. Ce métal n'existait dans les liquides qui baignaient ces légumes (même dans le vinaigre où trempaient les cornichons), en quantité appréciable à la balance.

En examinant ce tableau, nous voyons que, d'après nos dosages, en ne tenant compte que des légumes reverdis au sulfate de cuivre, la quantité de ce métal varie dans des limites étendues. Suivant les procédés de reverdissage propres à chaque fabricant sa proportion oscille entre 16 milligr. et 125 milligr. par kilogr. de légumes égouttés; et si nous tenons compte des dosages antérieurs aux nôtres, la proportion maximum peut s'élever à 210 milligr. par kilogr., c'est-à-dire à plus de 10 fois celle que l'expérience industrielle, faite sur une grande échelle, a démontré être suffisante pour conserver artificiellement leur couleur verte à ces aliments. En moyenne, j'ai trouvé 90 milligr. de cuivre par 1000 grammes de ces végétaux conservés. C'est 222 milligr. de sulfate par kilogramme de légumes, et par demi-boîte 30 milligr. de cuivre ou 74 milligrammes de sulfate (1).

---

(1) Ces boîtes contiennent environ 300 grammes de légumes après égouttement.

Ces doses auraient été plus élevées encore si l'on avait analysé les haricots verts écossés, dits *flageolets*, végétaux qui qui absorbent dans l'opération du reverdissage les quantités de cuivre les plus considérables.

(G). — *Observations critiques sur la pratique de l'introduction volontaire du cuivre dans les conserves d'aliments.*

De ces dosages, on peut tirer plusieurs conclusions importantes.

Le cuivrage des légumes est appliqué par la plupart des fabricants de conserves français ou étrangers, et d'après les renseignements précis qui nous ont été fournis par les industriels les plus compétents, on peut apprécier que 80 pour 100 environ des légumes conservés en boîtes sont reverdis au sulfate de cuivre.

La quantité de cuivre métallique que l'on rencontre dans ces aliments, d'après les analyses que je viens de citer, est quelquefois considérable, puisqu'elle peut atteindre 218 milligrammes par kilogramme, soit 520 milligrammes de sulfate de cuivre cristallisé.

Ces aliments sont toutefois consommés sur une grande échelle sans qu'aucun accident ait été dûment constaté. Nous nous sommes nous-même astreint à manger durant une semaine des petits pois de la marque A, contenant $0^{gr},083$ de cuivre métallique par kilo, nous en avons fait manger à diverses personnes, à des femmes, à des enfants, sans qu'aucun accident sensible se soit produit. Ces observations sont donc parfaitement d'accord avec celles antérieurement et depuis publiées M. le Dr Galippe. Les unes et les autres concourrent à démontrer que la toxicité du cuivre, comme nous l'avons établi croyons-nous, dans le précédent chapitre, est infiniment moins grande qu'on ne le supposait il y a quelques années. Elles démontrent aussi que le cuivre est abondamment introduit dans l'économie par l'alimentation moderne, et qu'à tous égards, il y a lieu de ne conclure qu'avec une extrême réserve en médecine légale, alors même que les experts auraient trouvé dans les organes suspects une quantité de cuivre bien supérieure à la moyenne habituelle.

Mais que l'on tolère ou non, en principe ou dans la pratique, le cuivrage des légumes par le sulfate de cuivre, dans aucun cas on ne saurait accepter l'introduction dans ces aliments de doses dix fois supérieures à celles qui sont né-

cessaires pour leur conserver la couleur verte
que l'on recherche.

S'il n'est point démontré que des doses minimes de sels de cuivre introduites dans l'économie d'une manière intermittente et répétée
aient produit d'accidents graves, il ne l'est
point aussi que ces doses soient absolument
inoffensives quand elles peuvent s'élever à plus
d'un demi-gramme de sulfate par kilogramme.
Aussi, tout en tenant compte des intérêts d'une
industrie utile à tous égards, et qui ne saurait
du jour au lendemain transformer ses procédés
et son outillage, il y a lieu, si l'on admet momentanément une certaine tolérance, de soumettre à une surveillance active et efficace
des produits alimentaires que les analyses ont
démontré contenir, dans quelques cas, une
assez forte quantité d'un sel dont les propriétés violemment émétiques sont hors de con-
teste.

Ce ne sont pas là les seules conclusions qui
nous semblent ressortir de nos expériences. En
mettant de côté l'étain dont l'action sur l'économie reste douteuse aux faibles doses que nous
avons constatées, nous n'hésitons pas à déclarer
que, quelle que soit la minime proportion de
plomb que nous avons trouvée dans les conser-

ves de légumes (1), la présence de ce métal dans ces aliments nous paraît autrement grave, au point de vue de l'hygiène publique, que les petites proportions de cuivre ci-dessus indiquées.

Cette introduction du plomb s'explique par l'action des légumes et de la liqueur sur les trois joints (les deux couvercles et le milieu du ventre) revêtus d'alliage stauno-plombique que présente chaque boîte. L'on sait que la soudure des ferblantiers contient, en général, deux parties de plomb pour une d'étain fin. Le liquide où baignent les légumes est en contact non-seulement avec les joints revêtus de cet alliage, mais souvent aussi avec les globules fondus qui au moment du soudage tombent dans les boîtes. Les doses de plomb augmentent encore lorsqu'au lieu de fer-blanc étamé à l'étain fin, les fabricants, par raison d'économie, emploient un fer-blanc inférieur et facilement reconnaissable à son ton légèrement bleuâtre. Ce fer-blanc est obtenu en trempant à chaud les tôles dans un bain d'alliage d'étain et de plomb. Il y aurait donc lieu d'exiger tout au moins que les boîtes

(1) M. Carles, dont nous citons plus haut les dosages, n'y avait pas trouvé ce métal. Il est en effet en assez faible proportion pour qu'il échappe si l'on ne suit pas la méthode que nous avons donnée ou celle de M. G. Pouchet.

de conserves alimentaires fussent toutes faites
avec du fer-blanc à l'étain fin (1) et qu'elles
fussent autant que possible soudées avec un
alliage exempt de plomb, ou mastiquées avec
une substance non plombifère (2).

Le contact des conserves alimentaires avec les
alliages contenant du plomb présente de sérieux
inconvénients, mais il devient bien plus dangereux pour les conserves de fruits acides ou de
matières riches en corps gras. Nous reviendrons
en détail sur cet important sujet dans la IIᵉ partie
de ce livre.

Lorsque fut créée au commencement du siècle

(1) Il est facile de constater si le fer-blanc contient du
plomb (Voir IIᵉ Partie, p. 130).

(2) Nous avons fait faire des essais pour savoir si l'on ne
pouvait pas exclure le plomb de la soudure. On ne peut souder
à l'étain fin, il est trop liquide et s'écoule par tous les joints.
A la dose de 2 parties d'étain pour 1 partie de plomb, les ouvriers parviennent à bien souder ; l'alliage de 1 partie d'étain
et 1 partie de plomb pourrait être substitué à l'alliage employé,
mais il est encore trop plombifère.

On a tenté de faire des alliages où n'entre pas le plomb,
mais ils ne sont pas employés, au moins dans l'industrie dont
nous nous occupons.

Il existe aujourd'hui des machines qui fabriquent les boîtes,
sauf le couvercle, d'un seul coup et par emboutissement du
métal. Ainsi préparées, ces boîtes n'ont qu'une soudure (celle
du couvercle) au lieu de trois. Quelques fabricants paraissent
être parvenus à les fermer hermétiquement par un mastic
exempt de plomb. On peut et l'on doit, dans tous les cas, les
fermer à l'extérieur et sans que la soudure touche aux aliments.

l'industrie d'Appert, on se servit d'abord exclusivement de bocaux de verre. Plus tard, et peu
à peu d'une façon presque exclusive, on substitua
à ces bocaux des boîtes de fer-blanc qui rendent
la préparation de ces conserves et leur expor-
tation bien plus faciles et moins dispendieuses.
C'est ainsi que s'est introduit l'usage très regrettable et universellement adopté, de placer ces
aliments dans des vases qui permettent l'introduction, ou tout au moins le contact de divers
métaux toxiques avec les substances que nous
consommons journellement. Mais quelle que soit
la préoccupation que puisse donner à l'hygiéniste l'introduction volontaire du sulfate de
cuivre dans ces aliments, il n'est point douteux
pour nous que la présence accidentelle du plomb
doit être considérée comme infiniment plus redoutable, et qu'il ne faut négliger aucun moyen
d'engager les fabricants et les hommes spéciaux
à rechercher de nouvelles soudures exemptes de
métaux dangereux, ou d'autres moyens mécaniques d'obtenir une occlusion complète des
boîtes métalliques. Nous pensons que l'administration doit faire tous ses efforts pour s'opposer
au plus tôt à l'état de choses très regrettable qui
s'est établi peu à peu. Il est important de prendre
un parti ; il faut, ou bien que l'on déclare abrogée

l'ordonnance de police du 28 février 1853, ou bien que, dans le cas où on la maintiendrait, ce que nous demandons, on applique l'article 14 du titre III, ainsi conçu :

L'emploi du plomb, du zinc et du fer galvanisé est interdit dans la fabrication des vases destinés à préparer ou à contenir les substances alimentaires et les boissons.

On a fait valoir pour et contre la pratique du reverdissage des légumes par les sels de cuivre des raisons en apparence convaincantes dans les deux sens ; quelques-unes sont fort importantes et nous ne pouvons nous dispenser de les faire connaître avant que de conclure.

Le reverdissage par le sulfate de cuivre, disent les fabricants de conserves alimentaires, se fait depuis plus de 30 ans. Il s'exerce sur les 90 centièmes des boîtes consommées, et depuis qu'on le pratique nul accident n'a été dûment constaté. Les ouvriers employés à cette industrie se nourrissent impunément, et presque exclusivement durant plusieurs mois de l'année, des légumes ainsi préparés (1). Bien mieux, les con-

(1) Les ouvriers en conserves alimentaires que nous avons consultés à cet égard disent qu'en réalité ils consomment fort peu de ces légumes. Leur estomac arrive rapidement au dégoût d'un aliment qu'ils manient sans cesse et qui finit par leur répugner beaucoup.

sommateurs semblent préférer les conserves reverdies aux conserves au naturel. L'empres-
sement qu'on témoigne en France comme à
l'étranger à s'approvisionner de légumes ainsi
préparés, presque à l'exclusion des autres, prouve
que ces aliments non seulement n'ont jamais
produit d'accident, mais qu'ils plaisent davantage à l'œil et au goût, et c'est la demande
croissante des légumes reverdis qui peu à peu a
fait se généraliser cette pratique.

D'ailleurs, si le fabricant ne reverdit pas,
c'est le cuisinier qui s'en charge. On est alors à
la merci, non plus d'un industriel soigneux
dont la surveillance incessante est dictée par un
intérêt bien entendu, mais d'un fricoteur dont
l'ignorance et l'imprudence peuvent devenir
certainement plus dangereuses.

On ne saurait, ajoutent-ils encore, employer
dans le reverdissage une trop forte proportion
de sulfate de cuivre. Les légumes ne s'en chargent pas indéfiniment; du reste, le goût cuivreux
si désagréable qu'ils contracteraient avec des
doses trop élevées serait un désavantage pour le
fabricant et un avertissement suffisant pour le
consommateur qui rejetterait des aliments d'un
goût métallique prononcé.

Les légumes non reverdis se gardent, il est

vrai, presque indéfiniment sans altération notable, mais ils contractent peu à peu un léger
goût de conserve ; ils jaunissent à la cuisson et
sont peu recherchés.

La France à elle seule fabrique la majeure
partie des conserves de légumes. Cette industrie
exporte par an à l'étranger, pour une valeur
de 4 à 5 millions, soit les 8 dixièmes de sa production annuelle, très supérieure et fort recherchée aujourd'hui. Elle emploie un nombre
considérable d'ouvriers. Empêcher le reverdissage serait fatal à la fabrication des légumes
conservés. Cette industrie passerait tout entière
à l'étranger où cette pratique n'est pas également prohibée. Il a suffi de la simple publication
d'un arrêté administratif resté jusqu'à ce jour à
peu près sans effet pour faire établir en Allemagne, en Espagne, en Italie, des fabriques
de légumes reverdis par ces mêmes procédés
que l'on veut poursuivre en France.

Telles sont les raisons principales invoquées
par les fabricants. Quelques-unes sont dignes
d'être prises en considération, d'autres ne
supportent pas l'examen.

S'il est vrai que des empoisonnements par
des conserves reverdies au cuivre n'ont pas été
constatés, l'influence lente et continue de

l'absorption d'une quantité qui peut aller jusqu'à 70 milligrammes par jour (voir les dosages de Carles) d'un métal dont tous les sels solubles sont émétiques et vénéneux à dose élevée, n'en reste pas moins incertaine. Et quoique les travaux modernes montrent que le cuivre est bien moins dangereux qu'on ne le supposait, l'hygiéniste ne saurait au nom de la science déclarer *qu'il est inoffensif dans tous les cas, surtout aux doses maximum où il a été rencontré dans les conserves en question.*

Si nous acceptons l'introduction du cuivre à ces doses dans ces légumes, on ne saurait ne pas l'accepter aussi dans le pain et les autres aliments. Or nous avons vu dans le chapitre précédent que, d'après Kuhlmann, on peut ainsi introduire dans le pain 33 milligrammes du même métal par kilogramme. C'est donc encore 30 milligrammes, pour 900 grammes de pain, à ajouter aux 70 milligrammes apportés par les légumes reverdis. Soit 100 milligrammes de cuivre métallique ou $0^{gr},393$ de sulfate cristallisé qui peuvent être absorbés ainsi tous les jours.

De plus, peut-on répondre des négligences, des erreurs des ouvriers, de l'indifférence du fabricant, de leurs caprices, de leurs tentatives? N'avons-nous pas dit plus haut que quelques-

uns introduisaient du sulfate de cuivre ou laissaient volontairement un excès de ce sel dans
le jus qui baigne les légumes mêmes !

On objecte que le consommateur préfère les
conserves reverdies. Il y a lieu ici de distinguer.
Les légumes ainsi préparés sont un aliment de
luxe ; ils se consomment surtout sur les tables
aisées ; ceux qui sont reverdis peuvent passer
pour primeurs et être acceptés comme tels.
C'est en partie le secret de leur vogue.

D'ailleurs, si le consommateur s'est peu à peu
habitué à préférer des légumes verts à des légumes jaunis après cuisson, il n'a jamais
entendu pour cela préférer *des légumes verdis
au cuivre*. Le ton vert le satisfait parce qu'il lui
paraît au contraire plus naturel, mais il est en
réalité trompé sur la matière qu'il consomme.
Dire *petits pois verts* n'est point dire : *petits pois
verdis au sulfate de cuivre*.

Le reverdissage n'offre pas d'avantages au
point de vue de la conservation elle-même. S'il
permet de mieux conserver aux légumes une
partie de leur parfum, il en altère très sensiblement le goût. Il n'est pas de palais exercé
qui ne reconnaisse à une certaine âpreté, à un
très léger goût métallique, les pois et surtout
les haricots verdis au cuivre lorsqu'ils sont

préparés sans addition de substances trop sapides.

Rien ne saurait empêcher cette industrie de se transporter en partie en Allemagne, en Italie, en Espagne, en Grèce, partout enfin où l'on produit les mêmes légumes à bon marché. Les procédés de conservation et de reverdissage sont en effet aujourd'hui connus dans leurs moindres détails. Seule la perfection des conserves de légumes françaises et la qualité spéciale de la matière première réellement d'un goût plus parfumé et plus sapide, permettront de conserver à cette industrie une large partie de son ancienne clientèle.

C'est aux fabricants qui ne reverdissent pas au cuivre à faire connaître par tous les moyens, et spécialement par les étiquettes de leurs boîtes, la préférence à donner à des produits préparés sans addition des sels de cuivre trop généralement employés aujourd'hui.

Ce serait d'ailleurs pour les fabricants qui reverdissent (et je parlerai plus spécialement ici du commerce français) jouer une grosse partie que de continuer à pratiquer le reverdissage tel qu'il se fait aujourd'hui. Les administrations étrangères sont en éveil, la question est posée et sera bientôt partout examinée à fond. En France, en Angleterre, en Suisse, en Allemagne, des analyses sont faites ou demandées, des poursuites commencées, et l'on mettrait bien vite à l'index les maisons de commerce et les pays eux-mêmes où se pratique le reverdissage des légumes par les sels de cuivre tant que ceux-ci, même à ces faibles doses, seront réputés dangereux.

Il est d'autres moyens de conserver les légumes verts. Ces méthodes sont déjà utilisées ou à l'étude ; quelques-unes réussissent, il est vrai, imparfaitement, mais telle est la loi inéluctable de chaque industrie : elle périt, si elle ne se perfectionne sans cesse.

(H). — *Conclusions.*

En tenant compte à la fois : de ce que le cuivre existe dans l'économie animale et dans beaucoup d'aliments usuels, quelquefois même en quantité plus grande que dans les conserves reverdies avec soin ;

En considérant que les travaux récents semblent démontrer que de faibles quantités de ce métal sont à peu près inoffensives, mais que l'absolue innocuité de son usage prolongé, surtout aux doses élevées où il a été rencontré

dans les conserves de légumes n'est point suffisamment démontrée ;

Enfin en nous préoccupant aussi des intérêts
de l'industrie des conserves alimentaires qui ne
saurait entièrement se transformer du jour au
lendemain ;

Nous pensons qu'il y a lieu, tout en ne considérant la pratique actuelle du reverdissage des
légumes par les sels de cuivre que comme un
pis aller, de la tolérer au moins momentanément
jusqu'à une limite précise qu'elle ne devra pas
dépasser.

Cette limite est celle du minimum de sulfate
de cuivre que, d'après nos recherches, nous
avons constaté être suffisante pour conserver
les légumes avec toute leur apparence de
fraîcheur, soit 18 milligrammes de cuivre par
kilogramme de légumes égouttés, ou 6 à 8 milligrammes par demi-boîte.

Ces quantités sont un peu supérieures à celles
qui ont été trouvées dans les blés et les farines,
mais inférieures à celles que l'on a dosées dans
les chocolats de qualité médiocre.

Il faut ne point se lasser de demander l'application de la loi à tout fabricant de primeurs
introduisant dans ses conserves une dose plus
élevée de cuivre.

Il faut surtout repousser de notre alimentation tout aliment contenu dans des boîtes métalliques soudées intérieurement avec un alliage plombifère.

Il y a lieu de ne considérer la tolérance limitée de la pratique du reverdissage par les sels de cuivre que comme une mesure momentanée qui permettra de rechercher des méthodes que l'on puisse bientôt utilement substituer à celle que l'on suit trop généralement aujourd'hui.

Telle est notre opinion sur ce sujet délicat. Ces qui ont été adoptées après discussion publique, par le Congrès international d'hygiène siégeant à Paris, en août 1878, à la suite du Rapport présenté par M. A. Bouchardat et nous-même, sur la question *de la coloration artificielle des matières alimentaires.*

CHAPITRE III

Nous avons déjà donné, au chapitre premier, un certain nombre de renseignements qui démontrent le peu de danger de l'absorption du cuivre, même à doses relativement notables, dans diverses professions où l'ouvrier est sans cesse en contact avec ce métal, ses oxydes ou ses sels.

Nous réunissons dans ce chapitre quelques documents relatifs à l'hygiène des principales industries qui manient le cuivre.

I. — Tourneurs, monteurs, ciseleurs en cuivre et bronze.

Il existe à Paris une société dite *du Bon-Accord* fondée en 1819, exclusivement composée d'ouvriers en cuivre et bronze qui vivent presque continuellement au milieu des poussières cuivreuses. Les registres médicaux de cette associa-

tion sont parfaitement tenus : or de 1824 à 1851
ces registres ne font mention que de 6 cas de
coliques pour un total d'ouvriers s'élevant en
moyenne à 300 membres. C'est par an et pour
10,000 ouvriers 7 cas de coliques environ de toute
sorte ; je ne pense pas que cette proportion soit
supérieure à la moyenne des cas de la même affection arrivant du fait des causes banales au cours
d'une année sur une population de 10,000 âmes.

M. de Pietra-Santa (1) a donné, dans un intéressant mémoire sur les tourneurs et limeurs
de l'ancienne maison de détention des Madelonnettes, des observations d'où il conclut que le
travail du cuivre paraît sans danger pour les
ouvriers qui s'y livrent même d'une manière
continue, et que la prétendue colique de cuivre
en particulier n'existe pas. Douze ouvriers,
nous dit-il, sont réunis dans un atelier de 9 mètres de long, 6 de large, 3 de haut. Ils y tournent
et liment continuellement de petites pièces de
cuivre. Dès qu'on entre, l'on aperçoit la poussière
de cuivre fine et légère briller à travers le rayon
lumineux. Ils vivent dans ce brouillard de cuivre
et y mangent quelquefois. Or un examen attentif
et un interrogatoire précis a montré que tous

(1) Pietra-Santa, *De la non existence de la colique de cuivre*
(*Ann. d'hyg.*, 1858, 2e série, t. IX, p. 388).

avaient une bonne santé et un fort appétit.
Quelques-uns se plaignent, il est vrai, de petites
coliques qui leur surviennent quelquefois, mais
ces coliques sont de peu de durée et ne nécessitent jamais l'interruption de leurs travaux. La
majorité n'en éprouve aucun accident.

Chez aucun de ces ouvriers M. Pietra-Santa
n'a pu retrouver le liséré pourpre caractéris-
tique d'après Corrigan, de l'empoisonnement
cuprique. Sur 56 détenus tourneurs, il n'a
observé dans une année, en fait d'indispositions
du côté du tube digestif, que des embarras gastriques. L'auteur conclut donc qu'un individu
peut vivre dans une atmosphère chargée de
poussière de cuivre, sans altération appréciable
de la santé. L'ingestion de la poussière de cuivre
donne tout au plus lieu quelquefois à quelques
accidents passagers surtout du côté de la gorge
et des poumons. M. de Pietra-Santa rappelle en
outre que dans les ateliers d'Imphy (Nièvre), où
la fonte du cuivre se fait en grand, il n'y a
jamais eu d'ouvriers malades ; qu'au contraire,
dans le local de la même usine où l'on s'occupe
des alliages de cuivre et de zinc, ou de cuivre, de
plomb et étain, les ouvriers sont souvent incom-
modés. Que sur ceux qui travaillent à froid le
cuivre sous toutes ses formes on a pu constater

de temps à autre quelques petites coliques, mais jamais de maladies durables à proprement parler.

II. — Chaudronniers.

On ne saurait évaluer à moins de 40 à 50 centigrammes par jour les doses d'oxyde de cuivre qu'absorbent ces ouvriers dans les grandes fabriques. Toutefois, d'après tous les observateurs modernes, les coliques sont un accident extrêmement rare chez eux (1). Encore faut-il les attribuer surtout aux alliages et soudures plombiques avec lesquels ils sont souvent insciemment en contact, ainsi qu'au ballottement continuel du ventre qu'entraîne le choc de pesants marteaux. Ces ouvriers, quand ils ne sont pas emportés par la phthisie, vivent fort longtemps. Ils sont si bien imprégnés de cuivre qu'on a pu retrouver ce métal dans leurs urines ; s'ils ont des cheveux à teintes claires, ceux-ci prennent un ton franchement verdâtre ; le tartre des dents présente la même coloration.

M. C. Maisonneuve de Rochefort, qui a étudié l'influence des émanations cuivreuses sur les

(1) Voir le mémoire de Chevalier et Boys de Loury dans les *Ann. d'hyg. et de méd. lég.*, t. XLII, p. 1849.

ouvriers des arsenaux maritimes, conclut comme il suit :

« Le travail et la manipulation du cuivre à froid sont inoffensifs ; mais dans les ateliers où les molécules d'oxyde et de sels de cuivre voltigent dans l'air en grande abondance, leur pénétration dans les voies aériennes détermine l'oppression et une dyspnée très intense avec spasme bronchique et laryngien.

« La colique de cuivre, niée par quelques auteurs, existe ; elle est de courte durée et très peu grave (1). »

Le P. Houlès conclut aussi dans un travail publié en 1879 sur la santé des ouvriers chaudronniers de Durfort (2) à l'à peu près innocuité de l'absorption des fines particules cuivreuses. Il a soumis ces poussières à l'analyse ; celles qui avaient été recueillies à terre à l'endroit même où se fait le martelage, sont presque exclusivement formées d'oxyde de cuivre. A deux mètres de hauteur elles n'en contiennent que de minimes quantités. Dans les ateliers de chaudronnerie la poussière du sol est du cuivre rouge presque pur ;

---

(1) Maisonneuve, *Hygiène et pathologie professionnelle des arsenaux maritimes* (*Archives de médecine navale*, 1864, II).

(2) Houlès, *La santé des ouvriers chaudronniers de Durfort*.

à deux mètres au-dessus, on la retrouve mêlée en quantité à du poussier de charbon.

III. — Vert-de-grisiers.

Cette profession a fait le sujet de deux bons mémoires : l'un publié par Chevalier, est déjà bien ancien (1). L'autre, où cette industrie a été fort complètement étudiée, résume les observations de deux professeurs de Montpellier, MM. Pécholier et Saint-Pierre, et mérite que nous l'analysions ici avec soin. Il jette en effet un jour tout nouveau sur l'influence des minimes doses de cuivre sur la santé (2).

On sait que le vert-de-gris se produit dans le midi de la France, à Montpellier, Narbonne, etc., en laissant séjourner des plaques de cuivre rouge dans du marc de raisin frais, au travers duquel on ménage une circulation d'air. Lorsque le cuivre s'est recouvert d'une couche suffisante d'acétate, les plaques sont lavées et portées dans une étuve. Les ouvriers les trempent alors tous les quatre ou cinq jours dans une solution de verdet et les disposent sur des claies. Dans ces

---

(1) *Annales d'hygiène et de médecine légale pour* 1847.
(2) Pécholier et Saint-Pierre, *Montpellier médical,* t. XII, p. 97, 1864, et *Annales d'hygiène,* 1864, 2ᵉ série, t. XXII, p. 444.

conditions, le verdet *se nourrit*, c'est-à-dire
que l'oxydation continue, et que la masse de
l'acétate se gonfle et augmente de poids. Quand
l'opération est complète, la plaque est raclée à
la main au moyen de couteaux. On obtient
ainsi le *verdet humide*. Pour le sécher, on le
pétrit encore à la main avec une certaine quantité d'eau, de façon à le mettre en boules du
diamètre d'une forte orange, puis on le soumet
à la presse et l'on en fait des pains. Le trempage précédent, comme le pétrissage, se fait
dans des auges où les ouvrières plongent leurs
bras jusqu'aux coudes. Durant cette opération,
les éclaboussures couvrent souvent le visage, le
cou et les cheveux de ces femmes, sans qu'elles
s'en préoccupent davantage ; elles attendent
généralement la fin de la journée pour se laver.
Les *pains* de verdet au sortir de la presse sont
séchés sur des claies. Quand on les manie à
l'état sec, ils émettent dans les ateliers d'abondantes poussières qu'avalent et respirent les ouvrières. Le marc imprégné de sous-acétate de
cuivre provenant de cette fabrication est donné
à manger impunément à la volaille et aux mou-
tons qui s'en engraissent.

MM. Pécholier et Saint-Pierre ont constaté
que des doses de 30 et 60 centigrammes d'acé-

tate de cuivre font, il est vrai, vomir les chiens, mais que ces animaux reviennent très rapidement à la santé. 2 grammes de verdet donnés en une fois par la sonde œsophagienne produisirent des vomissements abondants, de la colique et des évacuations alvines; mais le soir même l'animal d'abord très affaissé, était rétabli. Il fallut donner à un chien 6 grammes de verdet en deux prises à une heure d'intervalle pour amener sa mort. Chez le lapin, 8 centigrammes de ce sel déterminent des accidents toxiques passagers; 10 et 16 centigrammes peuvent le tuer. Le verdet à haute dose est donc incontestablement toxique pour les animaux.

On a vu que les ouvrières en verdet sont soumises au contact et à l'absorption par la peau et les muqueuses buccales et trachéales du sous-acétate de cuivre en solution, en pâte, en poussières. Cette absorption se fait continuellement durant une grande partie de l'année, et cependant, d'après Pecholier et Saint-Pierre, on n'a pu constater chez elles aucun cas de colique de cuivre.

Bien mieux, suivant ces auteurs, l'action ménagée du verdet exerce à certains points de vue une influence heureuse sur leur santé : c'est ainsi qu'il est absolument rare de trouver parmi ces ouvrières une jeune fille chlorotique. Et cependant le verdet est bien absorbé et assimilé par elles, car ces savants ont pu retirer du cuivre de leurs urines.

Cette industrie est si peu insalubre, disent-ils, que l'on y rencontre des ouvrières octogénaires ayant préparé du verdet toute leur vie, et que l'on peut citer des familles florissantes chez lesquelles cette profession est héréditaire.

Chez ces ouvrières, l'appétit est généralement bon, point de soif, pas de coliques, de diarrhées, de vomissements, quoique au début de l'apprentissage l'odeur du marc fermenté et les poussières de sous-acétate provoquent chez quelques-unes des envies de vomir rarement suivies d'effet. Ces accidents sont d'ailleurs momentanés et se dissipent après quelques jours.

L'action des poussières de verdet sur les organes respiratoires s'observe aussi, surtout sur celles de ces ouvrières qui n'ont pas acquis l'accoutumance. Elles produisent des picotements et de la constriction à la gorge, presque toujours de la toux. Elles peuvent provoquer des démangeaisons des yeux et du nez, quelquefois des ophthalmies passagères : mais ce sont là les principaux désordres que l'on puisse observer. La menstruation reste régulière chez ces femmes, et les nourrices, disent les auteurs,

allaitent de beaux nourrissons sur un sein souvent recouvert d'éclaboussures de vert de gris.

Des propriétés toniques et stimulantes, ajoutent-ils encore, ont été reconnues par plusieurs
médecins au verdet pris à minime dose (1). Or,
quoique la chlorose soit une maladie fort répandue à Montpellier, on constate *son absence
complète* chez les ouvrières en verdet. Bien
mieux, on a signalé des jeunes filles atteintes
des *pâles couleurs*, dont la santé s'est rétablie
après quelques mois de travail dans les usines
à verdet. Il serait, pensent-ils, légitime d'expérimenter les effets du cuivre dans certaines
chloroses qui ne cèdent pas à l'action des fer-
rugineux.

En résumé les auteurs de cet intéressant mémoire concluent ainsi :

« De nos expériences il résulte, qu'à une certaine dose, le verdet est un poison redoutable.
Ces doses sont d'ailleurs difficiles à déterminer
à cause de l'effet émétique des sels de cuivre
qui modifie singulièrement les conditions de
leur absorption. »

« Malgré les effets toxiques du verdet à haute

_____

(1) Pécholier et Saint-Pierre renvoient au *Traité des poisons*, de Mutel. Paris, 1830; aux travaux de Millon, *Ann. de
chim. et phys.*, t. XXIII; à la *Métallothérapie*, du Dʳ Burq.

dose, nos expériences permettent d'établir que
l'action lente et journalière de faibles quantités
de verdet est favorable à l'engraissement et à
la santé de plusieurs espèces d'animaux. »

« Nous avons observé de plus qu'une action
analogue s'exerce sur l'organisme humain :
les ouvrières en verdet absorbent le cuivre,
et cependant leur santé est excellente. Nous
n'avons dans aucune de nos investigations
constaté un seul cas de colique de cuivre. »

« L'absence de chlorose chez toutes les ouvrières que nous avons pu examiner, nous a
amenés à conclure que la profession n'était pas
étrangère à cette immunité, et que le cuivre
possède des propriétés analogues à certains
égards à celles de l'or, du manganèse et surtout du fer. »

« A côté des avantages dus à l'absorption lente
du verdet se placent les inconvénients de l'action topique de ce produit à l'état pulvérulent.
Les poussières de verdet peuvent irriter, chez
les personnes non accoutumées, les muqueuses
des yeux et des voies respiratoires. Elles amènent de légères ophthalmies, des angines sans
gravité, de la toux, etc. L'hygiène exige qu'on
écarte des ateliers les femmes qui seraient
prédisposées à ces maladies, comme elle peut

engager les médecins à conseiller la profession à des jeunes filles chlorotiques. »

« Au point de vue de l'hygiène publique, la fabrication du verdet est absolument sans inconvénients. »

IV. — Horlogers.

D'après le Dr Perron qui a surtout étudié les maladies des ouvriers horlogers de Besançon (1), l'industrie de la fabrication des montres est exercée dans cette ville par plus de 3,000 ouvriers. Voici ce qu'il dit de l'état de leur santé :

Les horlogers ont le pouls fréquent, la peau chaude, la gorge sèche; ils sont généralement très altérés. Bon nombre d'entre eux se plaignent de douleurs à l'épigastre, aux reins, à la tête. Beaucoup sont sujets aux indigestions, aux entérites, à la diarrhée; quelques-uns seulement ressentent des picotements et de la constriction du pharynx. Presque tous ont les dents maculées d'un vert plus ou moins foncé, facile à constater. Ces accidents sont plus particulièrement observés *durant l'apprentissage*, alors que l'élève est presque exclusivement occupé

(1) Perron, *Le cuivre et l'absorption des molécules cuivreuses chez les horlogers.* Besançon, 1861. — *Des maladies des horlogers produites par le cuivre et l'absorption des molécules cuivreuses (Ann. d'hyg.*, 1861, tome XVI, p. 70).

6.

à limer du cuivre. *Pour le plus grand nombre après un travail de quelques mois, l'accoutumance arrive* et le malaise semble disparaître plus ou moins. Cependant il reste chez la plupart des douleurs *qu'ils attribuent soit à une fausse position, soit au travail fatigant et trop prolongé de l'établi, soit enfin à l'action du cuivre.* Au bout d'une huitaine de jours, ils sentent leurs jambes s'engourdir, ils éprouvent l'irrésistible besoin de marcher, de courrir ; il en est même qui sont obligés de quitter la profession, soit par suite de la persistance des névralgies, soit à cause de l'intensité des troubles gastriques. Parfois les accidents sont aigus et l'empoisonnement mieux caractérisé, l'ouvrier est pris d'une violente colique avec anxiété, fièvre ardente, soif vive, sifflements dans les oreilles. Quelquefois des vomissements, de la diarrhée, de la constipation peuvent se produire. *Malgré leur apparente gravité, ces symptômes se dissipent promptement après* 24 *ou* 36 *heures*..... Chez les horlogers la nutrition se fait mal, ajoute le Dr Perron ; ils ont, en général, les membres grêles, la figure sèche ou bouffie, le regard morne et le teint blême. Il est pourtant des constitutions vigoureuses ou spéciales sur lesquelles le poison (c'est-à-dire le cuivre),

semble rester sans action ; *il en est même que
ce métal embellit.* C'est ainsi que le cuivre
prédispose à la phtisie autant par son absorption à faible dose que par une action topique et
directe.... « En résumé, conclut l'auteur : 1° *la
vie sédentaire* que mène l'artisan, son travail
à froid et sans exercice ; 2° l'irritation produite
à chaque instant sur les poumons qui deviennent par ce fait le point d'attaque du molimen
inflammatoire ; 3° les accidents fébriles déter-
minés par l'ingestion du cuivre ou de ses composés, telles sont les raisons qui me paraissent
le mieux rendre compte de la *fréquence de la
phtisie* chez les horlogers. »

Nous pensons, quant à nous, que le manque
d'exercice ; les positions forcées, toujours les
mêmes ; la vie dans des ateliers clos, sans soleil
et imparfaitement ventilés ; l'alimentation insuffisante ; enfin l'action mécanique directe des
poussières de cuivre sur le poumon, expliquent
mieux que son action toxique spécifique, les
névralgies et l'apparition fréquente de la phthisie chez ces ouvriers. Cette action spécifique et
toxique du cuivre n'est nullement démontrée.
Cette dernière conclusion me paraît largement
établie par le peu de gravité des symptômes gastriques et des névralgies intestinales qui *se dissi-*

pent le plus souvent après 24 heures, ainsi que par l'observation de l'absence de symptômes spécifiques d'intoxication chez les ouvriers qui dans des professions analogues manient et absorbent largement le cuivre.

CHAPITRE IV

LE CUIVRE PEUT-IL ÊTRE REGARDÉ COMME UN PRÉSER-
VATIF SPÉCIFIQUE CONTRE CERTAINES MALADIES.

Nous n'avons pas à traiter dans ce chapitre de l'action thérapeutique spécifique du
cuivre. A ce sujet nous renvoyons le lecteur
aux traités spéciaux et aux intéressants
travaux publiés dans ces dernières années
par l'École de la Salpêtrière, ainsi qu'aux
recherches déjà anciennes de M. V. Burq sur
la métallothérapie. Elles ont été le point de
départ des études modernes sur l'influence
des divers métaux et du cuivre en particulier
sur les courants nerveux. L'histoire des déve-
loppements inattendus qu'ont pris ces méthodes
ne serait point à sa place dans cet ouvrage consacré à l'étude de l'influence de l'absorption
journalière du cuivre et du plomb sur la santé
générale et l'hygiène publique.

Mais on cru devoir attribuer à l'absorption
continue de petites doses de cuivre métallique ou
de sels de cuivre, chez les ouvriers qui manient

sans cesse ce métal, une influence préservatrice contre certaines maladies. Nous avons déjà dit plus haut que Millon pensait que le cuivre est normal dans le sang, qu'il s'y localise dans les globules rouges, et qu'il peut exister une chlorose par pauvreté de cuivre, comme il en existe une où le fer diminue notablement dans l'économie. Nous avons aussi vu que d'après les observations de MM. Pecholier et Saint-Pierre les ouvrières en verdet du midi de la France paraissent non seulement ne pas être sujettes aux pâles couleurs si communes chez les femmes de même condition à Montpellier, mais même qu'elles se guérissent, dit-on, de cette affection lorsqu'elles adoptent cette profession jusque là réputée peu salubre.

M. Burq, qu'il faut souvent citer lorsqu'il s'agit de l'influence des métaux sur l'économie, a soulevé et poursuit avec une grande énergie deux autres questions de cet ordre, dignes certainement d'examen. D'après lui, le maniement quotidien du cuivre préserverait de deux graves maladies, le *choléra* et la *fièvre typhoïde*. Examinons successivement les preuves qu'il pense avoir données de ces deux affirmations.

I. — Le cuivre préserve-t-il du choléra?

Nous ne pouvons mieux faire pour éclairer cette question, étudiée par M. le Dʳ Burq (1) avec une persévérance inébranlable et une bonne foi complète, que de nous en référer au rapport présenté au Conseil d'hygiène et de salubrité de la Seine le 9 juillet 1869 par M. le Dʳ Vernois. C'est, surtout sur les ouvriers parisiens qu'ont été faites les observations de M. Burq. Elles ont été contrôlées et complétées au moyen d'enquêtes spéciales, dirigées par l'administration et vérifiées par le rapporteur du Conseil d'hygiène.

Le recensement de 1866 établit que la population masculine des ouvriers qui travaillent les métaux s'élève à Paris à 123 mille environ. Or, d'après les statistiques des chambres syndicales, le tiers de ces ouvriers manient le cuivre et le bronze; un peu plus du tiers, le fer, la fonte et l'acier, et deux-septièmes, les autres métaux. A Paris trente à trente-cinq mille ouvriers travaillent donc le cuivre et ses alliages. Or, sur cette population ouvrière considérable, les

(1) V. Burq, *Du cuivre contre le choléra au point de vue prophylactique et curatif*, Paris, 1867.

deux épidémies de choléra de 1865 et de 1866
n'ont emporté que 8 personnes. Il suit de là
que la mortalité de ces ouvriers a été de 2,80
sur 10 mille, ce qui place ces professions parmi
les plus épargnées.

En effet, dans ce même milieu parisien les
ouvriers en fer et en fonte, au nombre de 28
mille, ont eu 202 cholériques pendant ces mêmes
années 1865-66, soit 72 pour 10 mille. D'autre
part, 7500 ouvriers sur d'autres métaux que le
cuivre, le fer ou l'acier en ont eu 42, soit 56
cas de choléra sur 10 mille ouvriers. Dans la
plupart des autres professions le chiffre des cas
mortels de choléra a été relativement de 10
à 40 fois plus considérable que chez les ouvriers en cuivre.

Voici un tableau emprunté au rapport de
Vernois, vérifié sur les Archives du bureau de
statistique de l'Assistance publique, et dressé
par catégories de 1er, 2e, 3e et 4e degré de préservation contre le choléra. D'après M. Burq,
en effet, les ouvriers qui manient le cuivre
sous toutes ses formes sont plus ou moins préservés suivant les quantités et l'état du métal
préservateur qu'ils absorbent. C'est ce qu'indique le tableau ci-contre.

Préservation du 1er degré.

Opticiens en cuivre. — Fabricants d'instruments de mathématiques. — Polisseurs à sec.—Estampeurs.—Tourneurs. — Chaudronniers. — Repousseurs. — Fabricants d'instruments de musique.

Nombre d'ouvriers d'après l'enquête : 5650.
Décès par choléra : 0.

Préservation du 2e degré.

Fondeurs. — Robinetiers. — Lampistes. — Ciseleurs. — Monteurs et tourneurs en bronze. — Fabricants d'appareils à gaz. — Orfèvres en imitation. — Cuivriers.

Nombre d'ouvriers d'après l'enquête : 14 mille.
Décès par choléra : 7 cas.
Soit : 5 pour 10 mille.

Préservation du 3e degré.

Fabricants d'œillets métalliques. —Graveurs sur cuivre. — Bijoutiers en doublé. — Polisseurs au gras. —Lamineurs. — Monayeurs.

Nombre d'ouvriers d'après l'enquête : 6 mille.
Décès par choléra : 6 cas.
Soit : 10 pour 10 mille.

Préservation du 4e degré.

Bijoutiers sur or. — Graveurs sur or. — Orfèvres sur argent. — Graveurs sur argent. — Horlogers.

Nombre d'ouvriers d'après l'enquête : 11500.
Décès par choléra : 16 cas.
Soit : 14 pour 10 mille.

Sur cet ensemble d'ouvriers s'élevant à 37 mille, il y a eu 29 décès par choléra soit 7,8 pour 10 mille ; et si l'on ne fait pas entrer en compte la quatrième catégorie qui ne comprend pour ainsi dire pas d'ouvriers sur cuivre, il ne reste pour ces deux épidémies que 5 décès pour 10 mille ouvriers. D'autre part, au cours des mêmes épidémies on observait à Paris 202 décès cholériques sur 28 mille ouvriers exerçant des professions similaires : mécaniciens, serruriers, fondeurs et chaudronniers en fer ou 72 décès pour 10 mille. Chez les ouvriers sur autres métaux : zingueurs, plombiers, potiers d'étain, 42 cas pour 7500 de ces artisans, soit 56 décès pour 10 mille. En 1865, dans la ville de Paris toute entière, la mortalité générale avait été en moyenne de 37 pour 10 mille habitants. Les ouvriers en cuivre avaient donc été sept fois moins frappés que le reste de la population, et 14 fois moins que les ouvriers des professions sur métaux autres que le cuivre.

A ces faits recueillis à Paris par le Dr Burq il convient de joindre ceux qu'il a relevés à Toulon, Marseille, Aubagne, etc., durant la terrible épidémie de 1865. A Toulon, sur les 400 ouvriers qui ne travaillaient que le cuivre un seul est mort alors qu'en un jour le choléra enlevait dans cette malheureuse ville 90 personnes sur une population alors réduite à 30 ou 35 mille âmes. A Marseille, sur 300 ouvriers en cuivre pas un seul ne succombait, tandis que sur 100

ouvriers plombiers 4 mouraient du choléra.
La même immunité avait été déjà observée
dans cette ville sur les ouvriers en cuivre durant les épidémies de 1835, 1849 et 1854.

L'enquête du Dr Burq a été contrôlée et com-
plétée par des recherches et des documents
nouveaux apportés au débat par MM. de Pietra-
Santa (ouvriers en cuivre des Madelonnettes,
épidémies de 1849 et 1854;) Huss de Stockholm
(mineurs en cuivre) ; Pecholier et Saintpierre à
Montpellier (ouvrières en verdet); Cassiano de
Prado (mineurs en cuivre de Tinta en Espagne) ;
Gallarini et de Rogatis (ouvriers en cuivre de
Naples et de Florence), etc...

D'après l'auteur principal de ces curieuses
observations, les seules conditions nécessaires à
l'innocuité, relative ou absolue suivant la quantité de métal absorbée, sont, d'une part, que l'influence du cuivre soit continuée, sans qu'un
chômage trop prolongé laisse à l'organisme le
temps d'éliminer le préservatif; d'autre part,
que le fer ne se rencontre pas dans les poussières cuivreuses. Cette seconde condition paraît
avoir été établie par l'observation de quelque
cas de décès inexpliqués chez des ouvriers qui
auraient dû être préservés.

Tels sont les faits. On a essayé de les nier,

de les obscurcir, de les expliquer (1). On a fait
observer que l'immunité des ouvriers en cuivre
n'était pas absolument complète; que d'autres
professions : celles de charbonnier, tanneur,
vidangeur, fondeur en fer, etc., paraissaient aussi
jouir de cette prétendue immunité contre le
choléra; que certaines villes, telles que Lyon et
Versailles, en avaient été aussi indemnes sans
qu'on puisse invoquer dans ces cas les émanations cupriques et leur absorption par les habitants ; que d'ailleurs les cholériques soumis
dans les hôpitaux à la médication par les sels
de cuivre n'avaient pas tous guéri ; qu'enfin le cuivre et ses préparations étaient des
médicaments dangereux pouvant déterminer
par eux-mêmes de graves accidents.

Ce n'est point ici le lieu de traiter de l'utilité
de la médication cuprique en temps de choléra, mais qu'il nous soit permis de dire que
toutes ces objections de détail ne résistent pas
à ce grand fait de pure statistique que chez

(1) Nous n'avons pas ici à donner notre avis sur les théo-
ries données par l'auteur et par l'École de M. Charcot pour
expliquer soit le fait de la préservation du choléra chez ceux
qui absorbent du cuivre, soit l'influence spécifique que parait
avoir ce métal dans certaines affections nerveuses. Ces dernières recherches sont venues redonner un retentissement
nouveau et une sorte de consécration aux observations de
M. Burq.

les ouvriers en cuivre les décès par le choléra
sont de 15 à 25 fois moins nombreux que chez
les ouvriers se livrant à des métiers analogues,
vivant dans la même ville et soumis à des
conditions d'hygiène tout à fait semblables.

II. — Le cuivre préserve-t-il d'autres maladies infectieuses?

Les éléments nous manquent pour étudier
et résoudre la question soulevée encore par
M. Burq, de savoir si le cuivre absorbé journellement à minimes doses préserve de maladies infectieuses autres que le choléra, et si
entre autres, comme il l'affirme, les ouvriers
bronziers, ciseleurs, etc., ne sont pas plus atteints de la fièvre typhoïde que les individus
vaccinés ne le sont de la variole (1).

De cette immunité, affirmée par l'auteur,
« il semble résulter, dit-il, que les sels de
cuivre jouissent à un haut degré de propriétés
antiseptiques. D'autre part, les procédés que
l'industrie emploie pour la conservation des
traverses de chemin de fer, des poteaux télégra-
phiques, des bâches, etc., ont démontré que

(1) Burq, *Comptes rendus de l'Acad. des Sciences*, t. XCV,
p. 862.

ces mêmes sels protègent aussi très efficacement le chanvre, le blé, etc., contre toutes
sortes de parasites. Ces diverses considérations
me conduisent à penser, d'une part, qu'on peut
se procurer l'immunité dont jouissent les ouvriers en cuivre en se plaçant dans les mêmes
conditions d'imprégnation cuprique à l'aide
des moyens que j'ai indiqués et dont l'innocuité
est établie aujourd'hui ; d'autre part, qu'il est
au moins permis d'espérer de bons résultats,
dans les maladies infectieuses, de l'administration d'un sel de cuivre, par le haut et par
le bas, pourvu que cette administration soit
faite en temps opportun. »

Le même auteur pense aussi qu'il serait sage
d'imprégner de sels de cuivre les planches des
baraquements où se trouvent les malades atteints
d'affections contagieuses, les rideaux et objets
de literie, les effets d'habillement, les capotes
et jusqu'aux chemises des convalescents.

Ce sont là des desideratum fondés sur des
analogies plus ou moins lointaines plutôt
que sur des observations directes et suffisantes.
Il appartient à l'avenir de montrer le bien
ou le mal fondé de ces opinions.

DEUXIÈME PARTIE

LE PLOMB

Nous n'avons pas à faire pour le plomb, contrairement à ce que nous avons dû faire pour le cuivre, la démonstration de la toxicité de ce métal et de ses préparations même les plus insolubles. A doses fortes ou à doses faibles et répétées, elles sont toutes vénéneuses ou fort dangereuses, à plus ou moins longue échéance.

S'il est à égalité de poids des poisons plus redoutables que le plomb, il n'en est pas dont les multiples modes d'absorption soient aussi variés ni plus insidieux. Il peut envahir nos organes par les voies les plus diverses : la peau, le poumon, le tube digestif. Toutes ses préparations solubles ou insolubles sont vénéneuses, fixes, difficiles à désassimiler. Prises en petite quantité, aux doses mêmes que nous sommes exposés à consommer tous les jours comme nous allons le voir, leurs effets restent d'abord latents ou minimes et peuvent être attribués à beaucoup de causes ; ils ne se spécifient que si les doses du toxique dépassent cette limite très variable que l'organisme peut supporter, non sans en éprouver un dépérissement réel ; mais ces effets se confondent au début avec ceux qui résultent d'une foule d'autres agents ambiants de débilitation et passent d'abord inaperçus.

Ces divers points sont établis et notre but n'est pas d'apporter ici de nouvelles preuves cliniques ou toxicologiques du danger de l'absorption du plomb, même à minimes doses, mais bien de montrer que les progrès de l'industrie moderne tendent de plus en plus, et généralement à notre insu, à faire pénétrer ce dangereux métal dans le milieu où nous vivons et à l'apporter continuement à nos organes. Chacun de nous est journellement en contact direct ou indirect avec quelques-uns de ses dérivés ; nos murs peints à la céruse, nos meubles qui en sont quelquefois recouverts, l'étamage de nos ustensiles, la couverte de nos faïences et poteries, nos papiers glacés ou de couleur, l'apprêt de nos dentelles et du cuir de nos chaussures, la laine et la soie de nos vêtements souvent chargés de sels de plomb, nos cosmétiques, nos enduits les plus divers, etc., sont autant de causes imminentes d'introduction continue de ce poison dans l'économie.

Laissons, pour le moment, de côté les professions spéciales qui mettent l'homme en danger d'absorber le plomb et ses diverses préparations sous forme de poussières par la bouche et le poumon, ou par leur contact direct avec les muqueuses et la peau. Ne nous occupons d'abord que des occasions vulgaires les moins suspectes où le plomb entre en conflit avec nos organes. Dans la pratique de la vie journalière ce métal peut être absorbé sous les formes les plus diverses. Nous verrons plus loin qu'on ne peut guère évaluer à moins de 1/2 milligramme la quantité moyenne que nous en absorbons en 24 heures.

Rappelons d'abord les différents cas où nous pouvons, tous les jours accidentellement absorber du plomb. Nous en empruntons en partie, le tableau que nous complétons, à l'excellent travail de M. J. Renaut sur l'*intoxication saturnine* (Paris, 1875).

Causes accidentelles d'intoxication chronique par le plomb.

(A) PAR LES ALIMENTS.

Pain............ (*a*) Fait avec de la farine contenant de la céruse ou du plomb provenant des

axes ou du remplissage des trous et
bavures des meules à moudre (1).

(b) Pain cuit dans des fours chauffés avec
des bois peints à la céruse.

Beurre.......... (a) Adouci à la céruse.

(b) Coloré au chromate de plomb.

Sucre........... (a) Préparé par le procédé de Scoffern.

(b) Coulé dans des formes peintes à la céruse.

Conserves de fruits.   Enveloppées de papiers métalliques contenant du plomb.

Bonbons........ (a) Colorés avec du minium, du chromate de
plomb.

(b) Enfermés dans des papiers glacés ou
moirés.

Aliments........ (a) Cuits dans des vases étamés.

(b) Cuits dans des rôtissoires émaillées.

(c) Conservés dans des vases soudés à la
soudure des plombiers (conserves alimentaires) en particulier les aliments
gras et les poissons.

(d) Contenus dans des vases de plomb ou de
zinc à soudures de plombier (saloirs de
charcutiers; conserves de poissonniers).

(e) Contenus dans des poteries vernies au
plomb, émaillées, ou dans des papiers
dits d'étain.

Eaux........... (a) Ayant séjourné dans des réservoirs
de plomb au contact de l'air ou

(1) *Empoisonnements dans la commune de Saint-Georges-
sur-Eure*, *Gazette médicale*, 1865. Le meunier avait bouché
avec du plomb les trous de sa meule. 350 personnes intoxiquées; 15 à 20 morts. Mêmes accidents en 1858 à Fresnay-le-
Gilbert et dans les environs de Laval. Empoisonnements à
Albi (Tarn) et dans quelques autres communes en 1880 : intoxication saturnine grave ayant frappé 50 habitants sur 450; encéphalopathie saturnine mortelle. Plomb constaté dans la farine
obtenue avec les meules dont les éveillures avaient été bouchées
avec du plomb (*Revue d'hygiène*, t. II, p. 1024).

des poteries vernies au plomb (1).

(b) Eau de pluie recueillie sur des toits zingués ou plombés ou ayant coulé simplement dans des tuyaux de plomb.

(c) Obtenues dans les appareils distillatoires étamés à l'étain pauvre.

Vins............ (a) Frelatés et adoucis à la litharge.

(b) Faits sur des pressoirs ajustés avec des pièces de plomb.

(c) Mis dans des bouteilles où restent des grains de plomb (1).

(d) Ayant coulé sur des comptoirs d'étain ou séjourné dans des vases dits d'étain.

(e) Vins acides ayant séjourné dans le cristal et surtout dans des poteries vernissées au plomb.

Cidres et bières.. (a) Clarifiés ou adoucis à la litharge.

(b) Ayant séjourné dans des brocs dits d'étain.

(c) Pompés par des tuyaux d'étain plombeux.

Eaux dites de Seltz(a) Faites avec des eaux ayant séjourné dans des réservoirs de plomb.

(b) Fabriquées dans des appareils mal étamés ou bien ayant circulé dans des tuyaux revêtus d'étain plombifère.

Vinaigre........ Ayant été laissé en contact du plomb et de ses alliages.

Rhum et eaux-de- (a) Conservés dans des vases vernis au vie (2)........ plomb.

(b) Obtenus dans des appareils distillatoires en plomb.

(1) Empoisonnements du château de Claremont. Voir aussi *Revue d'hygiène*, t. 1, p. 447 et t. II, p. 712, la relation d'épidémies analogues.

(2) Il n'y a pas fort longtemps que les petits ménagers avaient pour usage de placer dans le tonneau un *plat en plomb* ou une lame de plomb pour empêcher l'acidification du vin ou du cidre.

(3) Voir plusieurs cas d'empoisonnements épidémiques dans la *Revue d'hygiène*, t. II, p. 709.

Eau de fleur d'o-		
ranger........	(*a*)	Mauvais étamage des estagnons.
	(*b*)	Rendue toxique par le plomb des serpentins.
Sirops.........		Clarifiés à l'acétate de plomb.
Thé............		Contenu dans des boîtes doublées de plomb. Ce sont en général les débris qui sont le plus toxiques.
Chocolats.......		Conservés frais dans des papiers dits d'étain et des papiers jaunes.
Fromages.......		Enveloppés de plomb ou de papiers dits d'étain (1).
Gibier, *Venaison*.		Conservé et surtout mariné au contact du plomb de chasse.

(B) PAR DES SURFACES, DES TISSUS OU DES TOPIQUES PLOMBIFÈRES.

Habitation......		D'appartements et en particulier de navires peints à la céruse, surtout fraîchement.
Toiles cirées.....	(*a*)	Façon *linge damassé* dont on recouvre les tables à manger.
	(*b*)	Qui servent à recouvrir les voitures d'enfants (2).
Chauffage.......		Avec de vieilles boiseries peintes; ou avec de la braise en provenant (3).
Jouets d'enfants.		Colorés au plomb.

(1) Voir *Revue d'hygiène*, t. I, p. 82 et 777. La feuille métallique qui enveloppait un fromage de Roquefort et avait causé des accidents assez graves, avait la composition suivante: étain 12, plomb 85, autres matières 3. On a relevé un certain nombre de cas d'empoisonnements par cette voie. Dans l'enveloppe des fromages dits *Angelots* on a trouvé jusqu'à 95 0/0 de plomb.

(2) Voir pour ces deux cas mon *Rapport au Conseil d'hygiène*, 31 mars 1881.

(3) Voir dans la *Revue d'hygiène*, t. I, p. 797, l'observation due au Dr Landrieux d'une dame qui s'était intoxiquée avec de la

Tabac à priser...	Conservé en vases de plomb ou dans du papier de plomb (1).
Pains à cacheter.	Colorés au minium ou au jaune de chrôme (rouges ou jaunes) (2).
Boîtes de couleur.	A couleurs plombiques.
Cartes de visite.	Glacées, moirées, etc.
Tissus	Lainages et soies chargés au plomb.
Dentelles........	Apprêtées et blanchies à l'acétate de plomb.
Chaussures.....	A cuir intérieur blanchi au plomb. Ce cas est très commun,
Etamage.........	Des ustensiles de cuisine (3).
Faïences et vases.	Vernis avec des émaux et des couvertes plombifères (4).
Fards , cosméti-ques, teintures.	Plombifères (5).
Briquets	A mèches oranges ou brunes colorées au chromate de plomb ; d'un usage assez répandu.

braise provenant de la combustion imparfaite de vieux bois peints. On peut dans ce cas s'intoxiquer à la fois par le poumon et par les aliments cuits avec cette braise plombeuse.

(1) Diverses intoxications saturnines par le tabac à priser sont citées par Meyer, Roth, Zeimsen. On a trouvé dans un de ces cas jusqu'à 3 gr. de plomb par kilo de tabac. Le malade consommait 8 gr. de plomb par an. Il avait les signes complets du saturnisme (Voir *Revue d'hygiène*, t. I, p. 772 et t. II, p. 709).

(2) Voir *Revue d'hygiène*, t. I, p. 880 et t. II, p. 708.

(3) L'étamage à l'étain plombifère a souvent été cause d'épidémies meurtrières. Les coliques dites de Madrid et de Poitou sont deux de ces épidémies.

(4) Les poteries communes sont souvent vernies avec du minium et du sulfure de plomb. Le vinaigre et les vins les attaquent facilement. (Voir plus loin, p. 184, ainsi qu'aux *Ann. d'hyg. et de méd. légale*, 1872, et dans le *Schmidt's Jahrbuch*, t. CLVIII, p. 24 et t. CIII, p. 230.)

(5) Manouvriez. Thèse de Paris, 1874. (Voir plus loin, p. 211, la nomenclature des teintures et cosmétiques dangereux.)

(C) PAR DES MÉDICAMENTS.

Céruse et litharge	Employés contre les rougeurs du visage ou les excoriations. Intoxications d'enfants par le sein des nourrices.
Eau de Goulard.	Employée à haute dose dans les brûlures, les meurtrissures, les inflammations de la peau.
Injections.......	Vaginales ou uréthrales à l'acétate de plomb.
Collyres	A l'acétate de plomb.
Sparadrap......	Usage prolongé de bandelettes de diachylon.
Onguents	Onguents à la litharge et onguent citrin.
Céruse..........	Employée dans la phtisie pulmonaire.
Acétate de plomb.	Ordonné dans la phtisie, la pneumonie caséeuse, les névralgies, les maladies du cœur, les fièvres graves, les pollutions, la gonorrhée, etc.
Sous - nitrate de bismuth.......	Impur, plombifère.

Comme on le voit, les circonstances qui nous exposent à absorber le plomb sous tant de formes diverses sont fort multipliées et pour ainsi dire incessantes; mais de toutes ces occasions d'intoxication lente ou rapide, celle que nous considérons comme la plus grave, parce qu'elle peut se reproduire tous les jours, c'est l'usage qui se répand de plus en plus aujourd'hui de la consommation des viandes, des poissons, des légumes, des fruits, conservés, par la méthode Appert, en boîtes de fer-blanc soudées avec un alliage plombifère.

J'ai déjà dit dans la première partie de ce livre que les alliages plombifères qui servent à la soudure des boîtes de conserves de légumes introduisent dans ces aliments une petite quantité de plomb et d'étain J'avais publié mes premières observations à ce sujet en 1879, au Congrès d'hygiène de Paris ainsi qu'aux *Annales d'hygiène* (1). J'ai depuis repris et complété cette étude et recherché le plomb dans les conserves de poissons et de viandes, et plus particulièrement dans les aliments gras où je soupçonnais l'introduction d'une plus grande proportion de métal toxique. Je me suis assuré qu'il n'était, en effet, presque aucune matière alimentaire ainsi conservée qui ne fournît du plomb et que quelques-unes en contenaient en quantité considérable. Poursuivant la recherche de ce métal dans nos aliments journaliers, je me suis demandé dans quelle mesure l'eau elle-même que nous buvons à Paris et dans la plupart de nos villes peut en être exempte après qu'elle a traversé les branchements de plomb qui la conduisent de la rue dans nos maisons d'habitation. J'ai été amené à porter

(1) Gautier, *Annales d'hygiène et de médecine légale*, 3ᵉ série, t. I, p. 44 et suiv.

mon attention sur les vases de cristal que l'on sait à base de plomb, et où nous conservons ou consommons l'eau, le vin et certains condiments acides ; sur les tissus plombifères et les toiles cirées dont on couvre souvent nos tables à manger ; enfin sur l'étamage de nos ustensiles culinaires habituels (1).

Des recherches analogues, au moins par le but qu'on se proposait et les craintes qui les avaient suscitées, avaient été faites et publiées avant les miennes. Je les citerai plus loin. Mais la plupart des observations antérieures étaient restées purement *qualitatives*. Or, il est le plus souvent impossible de rien conclure de bien positif de telles constatations. Grâce à la sensibilité de ses méthodes, l'analyse ainsi faite peut déceler, dans un aliment, une boisson, une eau minérale, etc., des traces infiniment faibles d'un métal toxique ou médicamenteux sans que ces minimes quantités puissent avoir un réel intérêt au point de vue pathogénique ou curatif. Pour résoudre complètement ces questions, ou tout au moins pour que ces constatations puissent être comparables,

(1) Beaucoup des faits que je vais citer ont été d'abord communiqués par moi à l'Académie de médecine (Voir *Bull. de l'Acad. de méd.*, 2ᵉ série, t. X), et publiés ensuite aux *Ann. d'hyg. et de méd. légale*, 3ᵉ série, t. I, p. 5.

discutables, rapprochées par le toxicologiste,
le thérapeute, l'hygiéniste, le clinicien des faits
déjà connus, le chimiste doit indiquer les poids
réels de la substance médicamenteuse ou du
toxique journellement absorbé. A cette condition seulement le problème de l'influence de ces
petites doses peut comporter une solution. Cette
détermination, il est vrai, est en général longue
et fastidieuse; elle exige des dosages souvent
longs et délicats et, dans bien des cas, l'étude de
méthodes nouvelles. Mais ce travail est indispensable. Pour ma part je m'y suis astreint.
Dans la plupart des recherches consignées dans
le présent chapitre ainsi que dans mes mémoires antérieurs, j'ai toujours donné le poids
du toxique extrait des divers aliments et des
boissons que j'examinais. J'ai le plus souvent
étudié et critiqué les méthodes suivies avant
moi et controlé soigneusement celles que je pro-
posais. C'est en procédant ainsi, et seulement
ainsi, qu'on définit et mesure les faits sur lesquels on pourra s'appuyer; qu'on fournit à la
discussion une base solide; qu'on connaît et
mesure le degré de nocuité de tels ou tels aliments réputés dangereux; et, comme on le verra,
qu'on fait disparaître beaucoup de craintes
exagérées ou chimériques.

CHAPITRE PREMIER

LE PLOMB DANS LES ALIMENTS.

I. — Méthodes suivies par l'auteur pour reconnaître et doser le plomb.

Je rappellerai d'abord, comme je l'ai fait dans les mémoires précités, que les méthodes habituellement suivies pour isoler le plomb des matières végétales et animales, et surtout pour le doser, ne présentent aucune garantie. C'est parce que ces méthodes sont infidèles que la plupart de ceux qui ont voulu rechercher ce métal doivent de n'être arrivés qu'au doute ou d'avoir adopté la négative, soit que le plomb reste insoluble, soit qu'il soit volatilisé en grande partie et perdu, suivant la voie adoptée par chaque auteur pour l'isoler des substances animales ou végétales. Dans son traité de toxicologie, Draggendorff conseille de détruire la matière organique par un mélange de chlorate de potasse et d'acide chlorhydrique, et il ajoute : « Le chlorure de plomb qui se produit ainsi reste presque

toujours en solution dans le liquide acide. » C'est
là une des nombreuses inexactitudes d'un livre
qui est aujourd'hui entre les mains de presque
tous les experts chimistes. Dans les conditions
indiquées par Draggendorff, le plomb passe en
grande partie à l'état de sulfate, grâce à l'oxydation du soufre des albumines et aux sulfates
naturels ; loin de se dissoudre dans la liqueur
où l'on n'en trouve que des traces, il reste en
forte proportion dans le résidu insoluble de
l'attaque des tissus organiques, et si l'on vient à
soumettre ce résidu à la déflagration avec de
la soude et de l'azotate d'ammonium, le plomb
réduit se volatilise en très grande partie et disparaît.

La méthode toute qualitative, exposée par
M. Bouis dans sa *Chimie légale* (1), consiste à
détruire les matières organiques soit par l'acide
azotique, soit par l'acide sulfurique : elle expose
aux mêmes pertes. Le plomb passe toujours en
majeure partie à l'état de sulfate. Si l'on va jusqu'à complète incinération de la matière, ce
métal est en très grande quantité perdu. Si l'on
se borne à carboniser, il reste insoluble, et le
charbon le retient dans une véritable combinai-

(1) Bouis, *Chimie légale* dans le *Manuel de médecine légale*
par Briand et Chaudé, 10ᵉ édition. Paris, 1879.

son moléculaire qui empêche sa redissolution par l'acétate, le tartrate d'ammoniaque, l'hyposulfite de soude, etc., sels qui dissolvent cependant le sulfate de plomb lorsqu'il est libre.

J'ai déjà dit (1) comment je recherche et dose le plomb dans les matières alimentaires ou les organes des saturnins. Ma méthode consiste essentiellement à incinérer ces matières à basse température en les humectant de temps à autre avec un mélange d'acide nitrique et sulfurique dans la proportion de 30 du premier pour 1 du second ; à faire bouillir les cendres avec un excès d'hydrate de baryte exempt de plomb ; à reprendre à chaud par de l'acide chlorhydrique pur étendu de deux volumes d'eau, à filtrer, puis dans la liqueur acide mélangée d'eau, à précipiter les métaux toxiques par l'hydrogène sulfuré ; à recueillir les sulfures ainsi obtenus et à les faire digérer avec le polysulfure de sodium pour enlever l'étain, enfin à faire dans le résidu insoluble passer le plomb à l'état de sulfate que l'on soumet ensuite à l'électrolyse et que l'on redissout sur la lame de platine pour doser ce métal par la méthode ordinaire. Pour cela le filtre même où l'on

----

(1) Voir ce livre, p. 68.

recueilli et lavé le sulfate, est placé dans une capsule de porcelaine, puis arrosé d'acide nitrique et d'un excès d'acide sulfurique que l'on chauffe jusqu'à décoloration complète de la liqueur. On la soumet alors *sans aucune filtration* préalable à l'électrolyse. Deux à trois éléments de Bunsen suffisent pour précipiter tout le plomb sur l'électrode négative de platine. Il s'y dépose en général à l'état de bioxyde. On le traite par l'acide azotique et sulfurique, on sèche et l'on pèse enfin le sulfate plombique. On obtient ainsi des résultats un peu faibles.

J'ai reconnu qu'en faisant simplement passer à l'état de sulfate, le sulfure de plomb obtenu comme il est dit ci-dessus dans la liqueur barytique acide, ce sulfate contenait le plus souvent un peu de silice.

Depuis que j'ai publié cette méthode, M. le Dr Gabriel Pouchet, actuellement directeur du laboratoire de Saint-Louis, est parvenu à réduire les pertes de plomb à peu près à zéro. Il chauffe les matières suspectes de contenir des métaux toxiques avec leur poids d'acide nitrique fumant, additionné de 25 p. 100 de sulfate acide de potasse. Après que l'effervescence qui se produit s'est calmée, il obtient la *destruction totale* de la matière organique en ajoutant un excès d'acide sulfurique à la masse qu'il chauffe doucement jusqu'à décoloration complète. Alors, étendant d'eau et sans filtration préalable, il soumet la liqueur acide à l'action de quatre éléments de Bunsen. Le plomb tout entier se réunit sur la lame de platine de l'électrode négative. On le redissout par l'acide nitrique, et on le précipite et dose à l'état de sulfate (1).

Ces deux méthodes de dosage ont été l'une et l'autre, employées dans le présent travail.

Lorsqu'au lieu de doser le plomb, je veux simplement constater sa présence dans une soudure, un fer-blanc, un étamage, un vase de métal, j'emploie le moyen suivant qui est fort sensible et permet même d'apprécier la proportion du métal toxique. A la surface de l'objet métallique soupçonné de contenir du plomb je fais tomber deux gouttes d'acide acétique au dixième que je laisse évaporer à l'air. Je touche ensuite cette tache avec une solution de chromate de potasse au centième, je mets à sécher et lave à l'eau. Une tache jaune persistante décèle la présence du plomb. Le chromate ainsi obtenu est adhérent au métal; il ne change pas de teinte au bout même de plu-

(1) *Comptes rendus de l'Acad. des sciences*, XCII, p. 252.

sieurs jours et la tache peut être conservée comme témoin et terme de comparaison. Il n'en est pas de même de celle qu'on produit avec l'iodure de potassium dans les mêmes conditions (1). La tache d'iodure de plomb, d'abord d'un jaune plus brillant que celle du chromate, disparaît en blanchissant au bout de 24 heures.

Les alliages à 3 p. 100 de plomb, et même à 2 p. 100, donnent avec le chromate une tache qui devient sensible surtout lorsqu'on la regarde sur la tranche (2).

La tache noire obtenue avec les sulfures alcalins est irrégulière et disparaît assez rapidement par oxydation.

Dès qu'un fer-blanc traité par l'acide acétique et le chromate, comme il est ci-dessus, laisse une tache jaune nette, il doit être rejeté ; et s'il sert d'enveloppe à une conserve d'aliments, ceux-ci doivent être tenus pour suspects, la soudure fût-elle à l'extérieur.

---

(1) Fordos employait l'acide nitrique et l'iodure de potassium ; je ne puis recommander ce mode d'essai.

(2) Je dois dire qu'il m'a paru que l'intensité de la couleur jaune de la tache du chromate n'était pas proportionnelle à la quantité de plomb introduite dans l'alliage.

II. — Plomb dans les aliments proprement dits.

(A). — *Plomb contenu dans les Conserves d'aliments végétaux.*

Comme je l'ai déjà dit, le métal toxique s'introduit dans les conserves de végétaux surtout par la soudure le plus souvent formée d'un alliage d'étain et de plomb dans la proportion de 20 à 60 p. 100 de ce dernier métal. Quelquefois le fer blanc est lui-même plombifère et peut contenir à sa surface de 0,2 à 4 p. 100 de plomb et plus. Toutefois, au-dessus de 3 à 4 p. 100 de ce métal dans l'alliage dont ils sont recouverts, les fers-blancs sont très rarement employés en France dans l'industrie de la fabrication des conserves alimentaires. La plupart de celles que nous avons fait acheter au hasard dans les magasins de Paris contenaient moins de 1 p. 100 de plomb à leur surface. Voici du reste deux types de ces analyses :

A. *Fer-blanc brillant, d'une belle couleur d'étain à reflet légèrement jaunâtre* (alliage de la surface).

Étain.........................	98,71
Plomb.........................	0,92
Cuivre, fer, pertes...........	0,37
	100,00

B. *Fer-blanc plus terne que le précédent de ton très légèrement bleuâtre* (alliage de la surface).

Étain......................	97,11
Plomb.....................	1,92
Cuivre, fer, pertes	0,29
	100,00

Le ton bleuâtre ou le mat de la surface d'un fer-blanc suffisent pour reconnaître qu'il n'a pas été étamé à l'étain fin (1).

Tel est le métal employé pour l'étamage. Quant au mode de soudure des boîtes, malgré les règlements récents de police qui exigent qu'elle se fasse à l'extérieur, et quoique le délai de tolérance accordé le 31 mai 1880 par arrêté ministériel ait expiré au 1er août 1881, Paris est encore à cette heure inondé de boîtes de conserves françaises et étrangères où la soudure

(1) Il existe dans l'industrie un fer-blanc particulier dit *fer-blanc mat*, qu'on emploie pour faire des objets que le plus souvent on vernit : seaux de ménage, fonds de lampes, abat-jour, jouets, etc. Ce fer-blanc n'est pas employé dans la fabrication des boîtes de conserves. Il est entièrement mat, d'un gris bleu; sa surface se raye à l'ongle. J'ai trouvé comme composition de l'alliage qui le recouvre :

Étain......................	9,8
Plomb.....................	90,2

Ce fer-blanc doit être repoussé de tous les usages domestiques.

souvent très plombifère est *intérieure* et touche
à l'aliment. Les conserves que j'ai fait prendre
pour mes recherches chez nos débitants parisiens au cours de ces trois dernières années,
contrairement à ce qui se pratique dans quelques pays, notamment au Canada, étaient contenues dans des boîtes que l'on avait soudées en
coulant l'alliage stanno-plombique sur les bords
des deux fonds circulaires préalablement introduits dans le cylindre formant la paroi latérale
et qui lui-même est soudé suivant une géné-
ratrice. Une surface notable de soudure sur la
circonférence des deux fonds et sur la paroi
reste ainsi au contact des matières alimentaires,
et souvent même l'alliage s'écoule jusque dans
les boîtes (1).

J'ouvrais toujours celles-ci à une certaine
distance de la partie soudée en prenant toutes les
précautions nécessaires pour ne pas introduire
de bavures métalliques dans les aliments à ana-
lyser.

Le tableau suivant résume mes dosages :

_____

(1) C'est là ce qu'on appelle la *soudure intérieure*, quoiqu'elle se fasse toujours de l'extérieur, et après le remplissage
de la boîte au moins pour l'un des fonds.

Dosages de plomb dans quelques conserves de légumes.

ALIMENTS EXAMINÉS.	FABRICANTS.	PLOMB par kilogramme.	OBSERVATIONS.
Petits pois non reverdis bien égouttés (1)...	C.	0.0026	2 ans de boîte.
	J.	0.0038	3 ans de boîte.
Liqueur où trempaient ces légumes...	id.	néant	id.
Petits pois non reverdis...	V.	0.0025	1 an de boîte.
Liqueur de la même boîte...	id.	0.0010	id.
Petits pois reverdis au cuivre...	P.	0.0028	2 ans de boîte.
Flageolets fins non reverdis...	B.	0.0011	id.
Liqueur de la même boîte...	id.	néant	id.
Haricots flageolets non reverdis...	L.	néant	1 an de boîte.
Liqueur de la même boîte...	id.	néant	id.
Petits pois non reverdis...	id.	traces.	id.
Flageolets reverdis au cuivre...	illisible.	0.0051	3 ans de boîte.
Pois reverdis au cuivre...	id.	0.0038	id.
Haricots verts reverdis...	C.	0.002	1 an de boîte.
Moyenne de 3 marques de petits pois...	X.	0.0021	id.
Fonds d'artichauts...	A.	traces.	id.

(1) On a vu (1re PARTIE) qu'on appelle *reverdis* les légumes artificiellement conservés verts en les mettant en contact, lors du *blanchiment*, ou cuisson préalable, avec une petite quantité d'un sel de cuivre.

Il suit de ces dosages que les quantités de plomb (calculées à l'état de métal) contenues dans les légumes conservés en boîtes de fer-blanc varient de 0 à 5 milligrammes et plus par kilogramme de légumes égouttés, c'est-à-dire tels qu'on les consomme ; qu'en moyenne la quantité de plomb s'élève à 2,5 milligrammes par kilogramme; que la pratique de reverdissage des légumes par les sels de cuivre paraît leur communiquer la propriété d'emprunter aux soudures une plus grande quantité de plomb ; que le temps depuis lequel ces aliments sont conservés en boîtes soudées à l'intérieur semble influer sur la quantité du métal toxique qui s'introduit dans ces aliments (1). On trouve, en effet, si l'on moyenne nos expériences pour chaque période de 1, 2 et 3 ans :

	Moyenne de plomb. par kilogr. mgr.
Après 1 an de conservation..........	1,2
Après 2 —	2,1
Après 3 —	4,2

Il suit encore de ces nombres que le plomb

(1) Toutefois, sur ce point, le nombre de mes observations est trop faible pour qu'on puisse rien conclure de tout à fait certain relativement à l'influence continue du temps sur l'attaque de la soudure.

existe dans ces aliments à l'état de combinaison
soluble ou peu soluble, car on n'en trouve pas
ou presque pas dans la liqueur qui baigne ces
légumes, et que dès lors, on ne saurait par des
lavages à l'eau enlever à ces derniers le plomb
qu'ils ont enrobé.

(B). — *Plomb contenu dans les conserves de
poissons.*

On sait quelle extension a prise, depuis un
demi-siècle, la consommation des poissons conservés. La France à elle seule fabrique chaque
année près de 90 millions de boîtes de sardines
à l'huile. J'ai pensé que les corps gras de ces
aliments, et les huiles dans lesquelles ils baignent le plus souvent, devaient dissoudre aisément le plomb de l'enveloppe et des soudures
intérieures, qui se présentent d'ailleurs en général ici sur des surfaces relativement plus
larges.

L'expérience a confirmé ces prévisions.

Mes dosages ont été faits séparément sur les
poissons et les huiles qui les baignaient. Ils se
rapportent à des conserves ayant toutes moins
d'un an de date.

Je les résume dans le tableau qui suit :

8.

Dosages de plomb dans quelques conserves de poissons (1).

NATURE DE L'ALIMENT.	FABRICANTS.	POIDS de l'aliment.	SULFATE DE PLOMB obtenu.	PLOMB par kilogr. d'aliment.
		gr.	gr.	gr.
Sardines à l'huile d'olive.........	A. et Cie.	267	0.0176	0.045
Huile de la même boîte.........	id.	50	0 0081	0.011
Sardines à l'huile.........	id.	256	0.0069	0.019
Huile de la même boîte.........	id.	62	0.0079	0.088
Sardines à l'huile.........	G. A.	252	0.0145	0.039
Huile de la même boîte.........	id.	55	0.0123	0.029
Sardines à l'huile.........	id.	255	0.0088	0.023
Huile de la même boîte.........	id.	57	0.0144	0.170
Sardines à l'huile.........	A. et Cie.	...	...	0.033
Huile de la même boîte.........	id.	...	...	0.063
Sardines à l'huile.........	id.	...	...	0.041
Huile de la même boîte.........	id.	...	...	0.083
Maquereaux à l'huile.........	id.	...	...	0.019
Huile de la même boîte.........	id.	...	...	0.074
Thon à l'huile.........	L. à B. en M.	...	...	0.030
Thon à l'huile.........	id.	...	...	0.0:3
Saumon conservé dans une préparation grasse (2)..	Amérique.	...	...	0.030
Matière grasse qui baignait cet aliment.........	id.	...	...	.....

(1) Les huit premiers dosages ont été faits par ma méthode; les suivants par celle de M G. Pouchet. (Voy. ci-dessus.)
(2) Deux boîtes du même saumon prises dans la même caisse que celle-ci ont gravement intoxiqué sept personnes à la suite d'un repas composé presque exclusivement de cet aliment. Des vomissements nombreux et abondants se sont manifestés chez tous les convives deux heures après avoir mangé; ceux qui avaient reçu une portion plus copieuse de l'aliment ont eu des évacuations sanguinolentes par haut et bas. L'aliment n'avait, du reste, aucune mauvaise odeur, et la boîte de saumon que j'ai analysée était en parfait état.

Il suit de ces dosages :

1° Que 20 à 50 milligrammes de plomb se trouvent au bout de moins d'un an introduits par les soudures ou l'étamage des boîtes dans un kilogramme de poisson, et en particulier, de sardines conservées à l'huile d'olive ;

2° Qu'en moyenne on y rencontre 36 milligrammes de plomb par kilo, ou 132 milligrammes d'oléate (1) ;

3° Que ce plomb est dissous par le corps gras qui peut en contenir jusqu'à 170 milligrammes et plus par kilogramme : soit 624 milligrammes d'oléate ; les huiles en dissolvent toujours une proportion bien plus forte que le poisson lui-même ;

4° Qu'il y a tout lieu de penser, vu le mécanisme de cette dissolution, que la quantité de plomb augmente avec le temps et peut devenir accidentellement beaucoup plus grande encore si les huiles sont rancies ou acides (2).

_____

(1) Une boîte de sardines contient 120 à 150 grammes de poisson, et 25 à 30 grammes d'huile.

(2) On ne saurait douter que dans quelques cas la dose de toxique s'élève bien au-dessus de nos dosages, surtout si les boîtes sont quelque temps conservées ouvertes à l'air. J'ai été témoin d'un empoisonnement produit par une boîte de thon à l'huile, empoisonnement aigu qui frappa une personne, puis trois autres membres d'une même famille qui mangèrent le lendemain le restant du contenu de la boîte suspecte, malgré le goût légèrement styptique, mais exempt de toute putridité,

Quelle que soit l'innocuité apparente de ces aliments, *surtout quand on ne les consomme qu'en petite quantité à la fois*, on ne saurait ne pas tenir en suspicion des substances alimentaires que l'on trouve aujourd'hui sur toutes nos tables, et qui introduisent dans l'économie d'une façon lente, mais presque continue, de telles proportions d'un métal toxique si difficile à éliminer.

Je sais que l'on objectera, et l'on a objecté, que la consommation des conserves de poissons à l'huile est aujourd'hui universellement répandue, que les personnes qui en mangent à tous leurs repas ne paraissent en éprouver ni incommodité ni malaise sensible ; que ces conserves sont entrées dans la consommation de nos marins, et que cependant l'empoisonnement saturnin loin d'augmenter de gravité a presque disparu de nos équipages... que le danger d'une telle alimentation est donc obscur, douteux, *théorique*.

Il est aisé de répondre à de telles affirmations ; elles pourraient se résumer en cette proposition : *Il n'y a aucun danger ni inconvénient à consommer journellement ou fréquemment des*

qu'avait remarqué M. G. G. Celui-ci fut en danger, et ne dut sans doute le salut qu'à des vomissements répétés.

aliments qui peuvent contenir plus d'un demi-gramme d'oléate de plomb par kilogramme. Il suffit, je pense, d'avoir mis au net l'objection pour en montrer toute la vacuité et l'imprudence. Ce serait complètement intervertir les rôles que de demander au médecin ou au chimiste de démontrer que le plomb est toxique à des doses semblables et qui peuvent se répéter fréquemment. C'est à ceux qui pensent que l'on peut introduire, tous les jours, plusieurs milligrammes de plomb dans l'économie sans aucun désavantage pour la santé, à faire la preuve de cette singulière opinion.

Dans le cas d'une consommation passagère, de ces aliments (une à deux sardines à l'huile représentent 2 à 5 milligrammes d'oléate de plomb), il n'y a peut-être pas lieu de se préoccuper beaucoup. Mais je considérerais encore comme suspectes ces petites doses elles-mêmes si elles devaient se répéter tous les jours (1).

(1) Le 11 novembre 1878, le *Conseil d'hygiène* de Nantes signalait le danger des soudures plombifères à l'intérieur des boîtes de conserve. Le comité consultatif d'hygiène de France provoquait à ce sujet la publication d'une instruction ministérielle en date du 4 mars 1879 interdisant aux fabricants de conserves alimentaires de pratiquer la soudure à l'intérieur des boîtes et de se servir d'autre fer-blanc que de celui étamé à l'étain fin. — La publication d'un arrêté préfectoral rédigé sur ces bases excita aussitôt dans les départements de la Bretagne, où se fabriquent

Ce n'est pas seulement par le contact avec les soudures des boîtes métalliques que le plomb

chaque année des millions de boîtes de conserves de poissons, les plus vives réclamations. La soudure à l'extérieur augmentait le prix de la petite boîte de sardines d'une fraction notable de centime! Aussitôt des hygiénistes de premier ordre se révélèrent au sein du Conseil général de la Loire-Inférieure. « Considérant, dit le Conseil général, que l'industrie des conserves alimentaires remonte à plus d'un demi-siècle et que jusqu'ici il n'a été signalé aucun cas d'empoisonnement résultant du soudage des boîtes en fer-blanc ; considérant d'ailleurs que si la soudure à l'intérieur pourrait, dans des cas exceptionnels, provoquer des coliques de plomb, il ne saurait être question que *de viandes ou légumes acides* renfermés dans des boîtes d'un grand diamètre et susceptibles d'altérer la lame de plomb et d'étain, etc., etc., le Conseil demande que l'arrêté préfectoral soit rapporté.

Le Préfet de Nantes s'en réfère au Ministre de l'agriculture et du commerce, qui consulte le Comité Consultatif une seconde fois, etc. En fin de compte, MM. les industriels acceptent l'obligation de la soudure extérieure pour les grandes boîtes, mais les petites boîtes de sardines, celles qui sont *inoffensives, puisqu'on les consomme en un seul repas*, disent les protestataires, ces petites boîtes dont on fabrique plusieurs millions par an continueront et continuent à se souder à l'intérieur.

Je n'hésite pas à dire que ce sont là des compromis déplorables. Les intérêts de gros industriels sont ainsi sauvegardés, il est vrai, mais aux dépens de l'intérêt général et de la santé publique. Nous avons vu que c'est précisément dans ces petites boîtes de sardines que l'on trouve des quantités de plomb qui peuvent s'élever jusqu'à un demi-gramme d'oléate par kilogramme !

Nous avons déjà répondu plus haut et nous répondrons de nouveau dans nos conclusions à cette objection que personne n'est encore mort, dit-on, d'avoir mangé une sardine à l'huile. Enfin, on a vu ce qu'il faut penser de cette affirmation que la soudure ne saurait être attaquée que par des viandes et légumes acides, et non par des corps gras. C'est au contraire dans les huiles, rancies ou non, que l'on trouve la plus grande quantité de plomb.

peut s'introduire dans les poissons destinés à être consommés. Ils peuvent conteni raussi quelques parcelles des sels solubles de ce dangereux métal empruntées aux vases dans lesquels ils sont mis en conserve avant la vente. On peut juger par le marché des Halles de Paris, l'un des mieux tenus et des mieux surveillés, de ce qui se passe ailleurs. Dans cette ville, tous les marchands de poissons emploient de jour et de nuit des coffres ou *timbres*, souvent entourés de glace, où leur marchandise se maintient fraîche. Or, ces appareils sont garnis de zinc soudé au plomb, quelques-uns même sont revêtus de lames de plomb. Cette pratique peut être, dans beaucoup de cas inoffensive ; mais chez les marchands peu soigneux, ces timbres sont souvent salis d'eaux impures, de sang, de solutions de sel marin, de nitre ou de borax, employées à laver et à conserver le poisson ; ces substances hâtent l'oxydation du métal, le dissolvent ou l'attaquent partiellement et l'introduisent sous forme soluble ou insoluble dans la matière alimentaire. Le poisson, du reste, a été toujours légèrement salé au sel gris et le séjour dans ces coffres métalliques peut devenir très dangereux si les appareils sont en plomb ou simplement soudés avec des alliages plombifères.

(C). — *Foie gras.*

Cette préparation très riche en corps gras, mais de consistance butyreuse, attaque-t-elle le plomb à la façon des huiles? Il semble, d'après les résultats qui suivent, que l'action dissolvante des corps gras s'arrête rapidement après que la surface de l'aliment s'est imprégnée du sel plombique. Comme dans tous les dosages précédents, l'essai était fait sur la totalité du contenu d'une ou plusieurs boîtes.

Voici les résultats de nos dosages :

	Plomb par kilogramme d'aliment.
I.	$0^{gr},0118$
II.	$0,0135$
III.	$0,0103$

Soit, en moyenne, $11^{milligr},8$ de plomb ou 43 milligrammes d'oléate, par kilogramme de foie gras conservé.

(D). — *Conserves de crustacés.*

Voici des aliments d'un usage bien moins répandu, mais où nous avons eu la curiosité de doser aussi le plomb.

Les boîtes de homard examinées venaient du Canada. Elles étaient fabriquées depuis quelques mois. La chair du crustacé était contenue dans ces conserves à l'état naturel ; la quantité de saumure qui la baignait était insignifiante.

Les deux dosages suivants sont rapportés à 1 kilogramme de l'aliment tel qu'on le consomme :

I.	Plomb métallique..	$0^{gr},021$
II.	—	$0,032$

soit, en moyenne, 27 milligrammes de plomb par kilogramme de la chair de ce crustacé.

(E) — *Viandes conservées.*

Mes expériences n'ont porté que sur deux bonnes marques de bœuf d'Amérique modérément cuit et salé (*Corn beef*) qui s'expédient et se débitent en boîtes ayant la forme de pyramides tronquées. L'étain en était absolument fin. Les soudures étaient extérieures, sauf sur un point central unique par où les boîtes paraissent être closes définitivement lors de leur fabrication.

Le contenu tout entier de chaque boîte, soit 300 à 500 grammes, était complètement détruit

par la méthode au bisulfate de M. Pouchet, à
température toujours basse, et en présence d'un
grand excès d'acide. Le plomb était retiré par
l'électrolyse de la liqueur très acide exempte de
toute matière organique. On a trouvé :

	Plomb.	Cuivre.
Bœuf salé de Chicago....	néant.	traces.
Bœuf salé de Saint-Louis.	traces.	traces.

On peut donc rencontrer de bonnes marques
de conserves de viandes en boîtes de fer-blanc
fin, *soudées extérieurement, qui ne contiennent
pas de plomb.*

Cette remarque est précieuse, car elle nous
montre que l'industrie de la fabrication des
conserves Appert peut être modifiée dans le sens
d'une bonne hygiène, et que, quoiqu'elle intro-
duise actuellement du plomb en quantité souvent notable dans notre alimentation journalière, elle ne doit pourtant pas être pour cela
condamnée, ni abandonnée. Les bonnes conserves de viande en particulier, formées d'un
aliment presque solide et dénué de corps gras
liquide, à soudure extérieure, ne doivent inspirer aucune crainte. — Cette observation explique que l'usage des *endaubages* consommés
sur une si grande échelle, surtout par nos

marins, n'ait été jusqu'ici suivi d'aucun inconvénient sensible (1).

Je n'ai pas voulu étendre ces recherches relatives à la présence du plomb dans les conserves de viande, car l'autre partie de ma thèse,
c'est-à-dire le danger de la consommation de
ces aliments lorsqu'ils ont été renfermés dans
des boîtes de fer-blanc suspectes, à soudures intérieures, venait d'être démontrée, au moment
où je terminais ces dosages, par MM. Schützenberger (du Collège de France) et Boutmy (2).
Ces auteurs ont trouvé dans des viandes de bœuf
livrées en 1880 au Ministère de la marine et
contenues dans des boîtes de fer-blanc plom-

----

(1) Depuis les recherches de A. Lefèvre sur la prétendue *coli-que sèche des pays chauds*, la colique saturnine a presque dis-paru de nos équipages. Les soins d'hygiène imposés aux ma-rins, la diminution notable de la quantité de viandes salées qu'ils consommaient, remplacées aujourd'hui par des endau-bages, et la substitution des tuyaux de cuivre étamé (bien à tort, pensons-nous) aux tuyaux de plomb des cuisines et appa-reils distillatoires des vaisseaux de l'État expliquent cette dis-parition. Les *Recherches* de A. Lefèvre *sur les causes de la colique sèche observée sur les navires de guerre français*, datent de 1859. Vingt-trois années se sont écoulées depuis, ce qui n'empêche pas de voir de temps en temps nier l'origine saturnique des coliques sèches dites des pays chauds; tant les esprits sont peu disposés à reconnaître l'influence d'une cause dont les premiers effets sont en général obscurs, et souvent analogues à ceux de beaucoup d'autres causes banales de débilitation.

(2) Schützenberger et Boutmy, *Annales d'hygiène et de mé-decine légale*, 3e série, t. V, p. 209, 1881

bifère, soudées à l'intérieur, de 80 milligrammes à 1^{gr},48 de plomb par kilogramme (1). Ce sont là des quantités qui ne sauraient certainement être qu'exceptionnelles, et qu'on ne consommerait pas sans s'exposer à des accidents à peu près immédiats. Mais les doses de plomb que nous pouvons absorber quand nous faisons entrer dans notre alimentation les conserves de viandes françaises ou américaines plombifères, pour être cent fois moindres peut-être, n'en constituent pas moins un danger permanent et d'autant plus à craindre que les accidents primitifs dus aux minimes quantités du toxique, n'ont rien de bien significatif, n'apparaissant qu'obscurément et se traduisant surtout par des états dyspeptiques, anémiques, hyperesthésiques, que l'on est toujours tenté de rapporter à d'autres causes.

(G). — *Conclusions relatives à l'existence du plomb dans les conserves d'aliments.*

Je résume ainsi la première partie de ces recherches sur la présence du plomb dans les conserves alimentaires :

(1) Il faut remarquer toutefois, pour s'expliquer ces chiffres très élevés, que les auteurs de ces expériences ont dosé le plomb dans la couche immédiatement en contact avec le métal, c'est-à-dire la plus riche en toxique.

L'usage aujourd'hui très généralement répandu des aliments conservés en boîtes métalliques soudées au moyen d'un alliage plombifère, a pour résultat l'introduction continue
d'une petite quantité de plomb dans l'économie.

Les doses de plomb ainsi absorbées, faibles en
général avec les légumes (de 0 à 5 milligrammes
de métal par kilogramme), sont beaucoup plus
fortes avec les aliments riches en graisses et spécialement avec les poissons conservés à l'huile,
qui donnent en moyenne 36 milligrammes
de plomb par kilogramme. Les huiles qui les
baignent en sont encore plus chargées.

Les aliments essentiellement gras attaquent
peu le plomb s'ils sont de consistance butyreuse
ou solide.

Les conserves de viandes contiennent le
plomb à doses très variables. Le métal toxique,
abondant dans quelques cas, peut complètement
disparaître dans une bonne fabrication.

Le plomb paraît exister dans les légumes et
les viandes à l'état d'albuminate soluble dans
les acides de l'estomac; dans les corps gras, il
est à l'état d'oléate et de palmitate dissous dans
les graisses et absorbables avec elles lors de
leur émulsionnement dans le tube digestif.

III. — **Plomb dans les boissons.**

L'eau, le vin, la bière, l'eau de Seltz, etc.,
qui constituent nos boissons habituelles, em-
pruntent-ils aux conduites de plomb, aux vases
d'étain contenant toujours un peu de ce métal,
au cristal où l'on conserve souvent ces boissons
et dans lequel on les présente sur nos tables,
une petite proportion du toxique? Dans le cas
de l'affirmative, les quantités de plomb ainsi
dissoutes ou suspendues dans ces liquides sont-
elles assez considérables pour devenir nuisibles?
Quelles sont les conditions qui favorisent sa
dissolution? Quelles sont celles qui l'enrayent?
Telles sont les questions que nous allons étudier successivement.

(A). — *Plomb dans l'eau potable.*

On sait qu'à Paris et dans beaucoup de
grandes villes, les eaux destinées aux usages domestiques et aux besoins de la cité, après avoir
été amenées dans les rues par des canalisations
de fonte, sont distribuées dans chaque habitation par des tuyaux de plomb. On sait aussi que
les eaux les plus pures, quelques eaux de
source, les eaux de pluie et tout particulièrement l'eau distillée, lorsqu'elles séjournent

dans des réservoirs de plomb, attaquent ce métal
grâce au concours de l'oxygène et de l'acide carbonique et peuvent le dissoudre en assez grande
quantité pour produire quelquefois des accidents
graves. L'exemple le plus célèbre est celui de
l'empoisonnement de la famille d'Orléans au
château de Claremont, observé et publié en
1849 par M. H. Gueneau de Mussy (1). Des eaux
de sources reçues dans une citerne de plomb
avaient gravement intoxiqué 13 personnes sur 38.
Ces eaux analysées par W. Hoffmann contenaient 1 grain de plomb par gallon (2), soit
14 milligrammes de plomb par litre (3). Quoique ancienne déjà, cette observation est bonne
à rappeler, parce qu'elle a pour la première
fois fortement appelé l'attention sur le danger
des tuyaux et réservoirs de plomb destinés aux
eaux potables. Nous y reviendrons plus loin
pour en tirer des conclusions fort importantes
sur la mesure de l'intoxication saturnine par le
plomb journellement consommé à petites doses.

(1) H. Gueneau de Mussy, *Historique de plusieurs cas d'em-
poisonnement qui ont eu lieu à Claremont par le plomb.*
(*Dublin Quarterly Journal of medical Sciences*, mai 1849 et
Annales d'hygiène, 1853, 2ᵉ série, t. IV, p. 318.)

(2) Le gallon est de 4ˡⁱᵗ,54.

(3) Cette eau, quoique très pure avant son passage dans les
tuyaux et les citernes de plomb, n'était cependant pas exempte
de sels; elle en contenait 5 grains, 7 dixièmes par gallon.

Cette grave question d'hygiène publique,
l'introduction du plomb dans nos boissons
par les tuyaux et réservoirs où l'eau circule,
n'a été jusqu'ici qu'imparfaitement étudiée
et pour ainsi dire préjugée d'après des expériences en général qualitatives. Pour la résoudre,
je me suis placé dans trois conditions expéri-
mentales très différentes, répondant aux divers
modes suivant lesquels les eaux potables peuvent se trouver au contact des tuyaux et réservoirs de plomb. Ces conditions sont les suivantes :

a. — Séjour de l'eau potable au contact des
tuyaux et réservoirs de plomb neuf ;

b. — Séjour de la même eau au contact de
tuyaux de plomb servant depuis longtemps à sa
distribution ;

c. — Simple passage de l'eau dans ces mêmes
tuyaux.

Nous allons successivement exposer ce qui se
passe dans ces trois cas.

a. *Séjour de l'eau potable dans les tuyaux
et réservoirs de plomb neuf.* — Quoiqu'on ne
boive pas habituellement, des eaux ayant séjourné au contact du plomb neuf, j'ai voulu
d'abord savoir s'il est vrai, comme on l'admet
généralement aujourd'hui, que, grâce à ses
sels calcaires, l'eau potable ne dissout pas

du tout le plomb de ces tuyaux et réservoirs.

J'ai fait installer dans mon laboratoire, et plus tard dans la cave d'une maison de Paris, rue Choron, nº 2, un serpentin formé d'un tuyau de plomb neuf à plusieurs spires superposées, mesurant 80 mètres de long. Il était monté sur un bâti cylindrique en bois. Ce serpentin contenait environ 20 litres d'eau et pouvait être clos à l'entrée et à la sortie par deux robinets de cuivre jaune. Après avoir fait couler à travers cet appareil durant plusieurs heures et à plein jet une grande quantité d'eau de Seine destinée à le laver exactement, j'ai fermé les deux robinets et laissé séjourner l'eau dans le serpentin, durant 10 jours. Au bout de ce temps, 20 lit.,75 d'eau en furent extraits, *filtrés* sur du bon papier suédois, portés à l'ébullition, et concentrés à 10 litres ; le précipité formé fut recueilli exactement. Les eaux-mères furent, après acidulation par l'acide chlorhydrique, évaporées et réduites à un demi litre après en avoir séparé les cristaux. Le précipité ci-dessus, fourni par l'ébullition de l'eau, fut lui-même repris par l'acide chlorhydrique chaud, et sans filtration ajouté à la liqueur acide des eaux mères. Tout le plomb était contenu dans ce mélange à l'état de chlorure ou de sulfate. On le précipita par l'hydro-

9.

gène sulfuré. Après deux jours de repos, le précipité fut recueilli, transformé en sulfate, et dosé par les méthodes ci-dessus (électrolyse, redissolution, et sulfatation du plomb déposé sur la lame de platine).

J'ai trouvé dans cette expérience faite avec le plus grand soin :

	Plomb par litre. mgr.
Eau de Seine, 10 jours de séjour.....	0,13
— —	0,11
Eau de la Dhuis, 10 heures de séjour.	0,10

Ainsi, par un séjour de quelques heures ou de plusieurs jours dans des tuyaux de plomb neufs, l'eau dissout plus ou moins rapidement (et à ce qu'il semble d'autant plus vite qu'elle est plus pure) environ 1 déci-milligramme de plomb par litre (1).

Ce plomb retiré des eaux ayant séjourné dans le serpentin avait bien été dissous, car les dosages précédents furent faits sur des eaux filtrées avec soin sur du bon papier suédois exempt de piqûres.

Celui-ci avait recueilli les parcelles très fines des sels de plomb qui pouvaient rester suspen-

---

(1) La même recherche faite à l'Ecole de médecine par M. Wilm, qui suivait une méthode différente, donna des résultats presque identiques.

dues dans les 20 lit.,75 d'eau analysée. Le dosage du plomb resté sur ce filtre donna $0^{gr},001$. Soit $0^{mgr},048$ par litre.

On voit que dans les conditions les plus favorables à l'attaque du métal, l'eau de source ou de rivière coulant ou séjournant dans des tuyaux de plomb neufs ne contient, dissous ou en suspension, guère au delà de 1 déci-milligramme de plomb par litre (1).

b. *Séjour de l'eau potable au contact des tuyaux de plomb vieux.* — L'expérience a été faite à l'Ecole pratique de la Faculté de médecine de Paris, rue Lhomond. L'eau de la Vanne, que l'on sait excellente et très pure, arrive dans cet établissement des bassins du Panthéon ; elle est emmagasinée à l'École dans un réservoir de tôle d'où elle s'écoule par des tuyaux de plomb dans les divers pavillons et laboratoires. J'ai laissé cette eau séjourner 10 jours dans ces tuyaux installés et ayant servi depuis plus d'un an. Au bout de 10 jours, j'en ai recueilli 9 litres (2). Le plomb a été recherché par une méthode

---

(1) Des empoisonnements par de l'eau traversant ces tuyaux de plomb neufs ont cependant été signalés. Voir dans la *Revue d'hygiène*, t. I, p. 447, l'histoire de l'empoisonnement d'une famille parisienne qui parait devoir être rapporté à cette cause.

(2) On n'a pris à chaque conduite que la quantité d'eau

plus rapide et plus simple que la précédente.
L'eau suspectée de contenir du plomb a été
placée dans un grand ballon, et portée durant
plusieurs heures à l'ébullition, tandis qu'on la
faisait traverser par un courant continu d'hydrogène sulfuré. Le plomb, le cuivre et les
carbonates terreux précipités ont été recueillis
sur un petit filtre (1). Le sulfure de plomb
transformé en sulfate a été dosé comme à l'ordinaire.

J'ai trouvé pour 9 litres d'eau :

	mgr.
Sulfate de plomb......................	5,0

d'où :

	mgr.
Plomb métallique....................	3,416

et par litre :

	mgr.
Plomb métallique....................	0,379
Bicarbonate de plomb	0,001

Ainsi les eaux potables par leur séjour dans des

qu'elle pouvait contenir et qui y avait réellement séjourné, et
l'on a eu le soin d'en laisser chaque fois perdre préalablement
1 litre par les robinets.

(1) Je me suis assuré que dans ces conditions le plomb se
précipite entièrement à l'état de sulfure et qu'il n'en reste
plus en dissolution. En effet, si faisant passer un courant
continu d'hydrogène sulfuré, on concentre à moitié de leur
volume les eaux-mères filtrées d'où l'on a précipité, à l'ébullition,
le sulfure précèdent, on n'obtient plus de trace de sulfure
plombique. Ce corps n'est donc pas du tout soluble dans les
eaux potables bouillies et chargées de gaz sulfhydrique.

tuyaux de plomb, même revêtus de l'incrusta-
tion calcaire qui s'y forme peu à peu, peuvent dissoudre ou tenir en suspension une certaine dose
de ce métal que j'ai trouvée, par litre, de plus
d'un demi-milligramme de bicarbonate de plomb
pour les eaux de la Vanne, mais qui certainement
doit différer avec les diverses eaux potables (1).

On sait, en effet, que moins une eau est chargée

(1) Ces incrustations dites *calcaires* formées sur les conduites
de plomb contiennent toujours de ce métal. Nous en avons
retiré jusqu'à 0,75 p. 100. En 1875, E. Reichardt eut l'occasion
d'étudier la nature du dépôt formé par les eaux potables sur
un tuyau de plomb posé à Andernach, sur le Rhin, depuis
plus de 300 ans et ayant été profondément corrodé et recouvert
d'un épais enduit terreux. Il trouva ce dépôt formé pour 100 parties de :

Oxyde de plomb....................	73,96
— de bismuth..................	0,45
– de cadmium...................	0,12
— de cuivre...........	0,32
— de fer.....................	1,55
Alumine..........................	1,03
Chaux............................	1,09
Magnésie.........................	0,29
Acide phosphorique................	8,45
Acide carbonique..................	1,11
Chlore	1.25
Silice...........................	traces.
Eau (chauffée à 120°)..............	2,16
Eau (chauffée au rouge)............	3,98
Substance organique	0,39
Sable et argile insolubles dans les aci-des	4,40
	100,55

On voit qu'un tel enduit détaché mécaniquement et en suspension dans l'eau serait loin d'être inoffensif ; on verra plus

de sels calcaires, mieux elle attaque le plomb.
Les eaux excellentes de la Vanne corrodent
très aisément les réservoirs métalliques, en particulier ceux de zinc, et paraissent devoir cette
propriété à leur pureté plus grande que celle
des eaux de Seine. D'après mes expériences, les
eaux de la Vanne, par leur séjour dans des
tuyaux de plomb déjà vieux et partiellement
incrustés, peuvent dissoudre une quantité de
plomb trois fois plus grande que celle dont les
eaux de la Seine s'étaient chargées par un même
temps de séjour dans des tuyaux absolument
neufs. La quantité de plomb dissoute augmente
encore si les eaux sont naturellement ou artificiellement aérées. Au château de Claremont,
on buvait sans inconvénient apparent, depuis
plus de trente années, des eaux qui après avoir
passé dans des tuyaux de plomb, étaient reçues
dans une citerne revêtue du même métal; les
intoxications saturnines graves ne se produisirent
que du jour où l'on fit laver ces citernes et où

loin aussi combien les incrustations laissées par les eaux potables tièdes ou chaudes dans les vases dits étamés s'enri-
chissent en ce métal.

Reichardt arrive à cette conclusion que les eaux de puits
ou de source ne doivent pas être bues surtout si elles ont
circulé dans des tuyaux de plomb imparfaitement pleins, et
où l'air peut barbotter. C'est aussi ce qui résulte de mes
observations comme on le verra.

l'on filtra ces *eaux sur un banc de sable qui favorisait leur aération*. Tous les observateurs ont constaté, en effet, que l'oxygène augmente singulièrement la dissolution du métal dans les eaux de boisson.

Nous concluons de cette deuxième expérience :

1° Que les diverses eaux potables empruntent aux tuyaux de plomb dans lesquels elles séjournent, même s'ils sont incrustés de sels calcaires, une quantité de métal toxique en général minime;

2° Que cette quantité varie avec la nature des eaux ; qu'elle augmente avec les eaux de plus en plus pures, et avec l'aération du liquide ; qu'elle peut devenir surtout dangereuse avec les eaux de pluie et l'eau distillée ;

3° Qu'il est donc imprudent de boire ces eaux lorsqu'elles ont séjourné quelque temps dans des tuyaux neufs ou vieux, particulièrement en présence de l'air.

Depuis longtemps, et surtout depuis la célèbre discussion qui eut lieu devant l'*Académie des sciences* de Paris et devant l'*Académie de médecine*, en 1862 et 1863 (1), à propos du choix des eaux potables pour la ville de Paris et de la meilleure canalisation de ces eaux, on répète que les

_____

(1) *Bulletin de l'Académie de médecine*, 1862-1863 et *Comptes rendus de l'Académie des sciences*, 1862-1863.

eaux de source et de rivière, grâce à la petite quantité de sels calcaires qu'elles renferment, n'attaquent nullement le plomb des tuyaux qu'elles
traversent. MM. Dumas, Belgrand, Balard, Le-
blanc, exprimèrent alors cette opinion ; Robi-
quet, Christison, Smith, Pettenkoffer, Poggiale,
Fordos, avaient émis l'opinion contraire. On s'explique jusqu'à un certain point cette divergence
d'avis sur un point aussi grave, par la différence
des méthodes employées plus sensibles les unes
que les autres. Les minimes proportions de
métal toxique que nous avons retiré des eaux potables et que celles-ci empruntent aux tuyaux de
plomb sont faibles, en effet, mais bien réelles,
et rien ne montre *à priori* qu'elles ne puissent
quelquefois augmenter beaucoup. En fait, des
empoisonnements ont été assez souvent signalés.
Généralement lorsqu'ils ont eu lieu, les eaux,
même celles de source ou de rivière, traver-
saient les tuyaux de plomb d'une manière
intermittente, ou bien y séjournaient quelque
temps au contact de l'air (1).

Du reste, cette question des effets du séjour
ou du passage des eaux potables dans des réser-

___

(1) Intoxications saturnines dues à des eaux de source ayant
traversé le plomb, rapportées dans la *Revue d'hygiène*, t. III,
p. 712 et t. I, p. 900.

voirs ou des tuyaux de plomb avait été discutée
déjà dans un excellent rapport présenté en
octobre 1873 par Boudet au Conseil d'hygiène
et de salubrité de la Seine. Ce chimiste s'était
livré avant de conclure à des expériences nombreuses, personnelles, que nous croyons devoir
résumer ici pour éclairer plus complètement
cette importante question d'hygiène publique.

Lorsqu'on met du plomb en contact avec de
l'eau distillée aérée, il se forme assez vite
autour du métal un précipité qui se dépose lentement au fond du vase. Ce précipité, blanc,
soyeux, très divisé, contient de l'acide carbonique. Il semble formé d'une combinaison d'hydrate et de carbonate plombiques en partie soluble dans l'acide carbonique ambiant, et comme
tel pouvant passer à travers les filtres.

En soumettant à un courant d'acide carbonique de l'eau de Seine tenant en suspension de
l'hydro-carbonate de plomb, cette eau, *malgré
les sels de chaux qu'elle contient, dissolvait une
quantité de plomb très appréciable.*

Les eaux distribuées à Paris (Seine, Dhuys,
Ourcq, Vanne, Arcueil, puits de Passy, de Gre-
nelle et de Belleville) n'ont pas attaqué les lames
de plomb mises à l'air en contact avec elles (1).

_____

(1) Il ne faut pas oublier que Boudet ne se servait, pour

Cependant Fordos a trouvé du plomb dans les dépôts des tuyaux où circulent ces eaux. On pourrait donc avoir quelques motifs de craindre que certaines eaux contenant du carbonate de chaux ne donnent naissance à des dépôts calcaires plombifères, susceptibles de se détacher mécaniquement ou de se dissoudre dans l'acide carbonique. Il y a donc *quelques réserves à faire à l'égard des garanties de salubrité que ces eaux peuvent offrir après avoir parcouru des tuyaux de plomb.*

Voici, du reste, l'effet de quelques solutions salines sur les lames de plomb mises à leur contact :

L'eau de pluie aérée additionnée par litre de 0,08 de carbonate de chaux dissous n'agit pas sur le plomb. Si l'on fait passer la chaux à l'état de bicarbonate, *il se forme dans le vase un très faible dépôt qui contient des traces du métal toxique.*

Les sulfates de soude, de chaux, et de magnésie dissous dans l'eau aérée à la dose de 4 décigrammes par litre paralysent l'action de l'eau sur le plomb. Néanmoins, Boudet a reconnu après plusieurs jours de contact *des traces de plomb sur les parois du vase.*

Le plomb n'est pas attaqué par l'eau pure

reconnaître le plomb en dissolution, que d'un courant de gaz sulfhydrique.

contenant une très faible proportion de carbonate ou bicarbonate de soude.

Le sel marin, à la dose de 5 décigrammes par litre, retarde l'action de l'eau sur le plomb. *Toutefois il se dépose au fond du vase des traces de ce métal.*

Le chlorhydrate d'ammoniaque jouit d'un effet analogue.

L'azotate d'ammoniaque semble au contraire favoriser l'attaque du plomb. L'eau de Seine additionnée de 6 grammes de ce sel par litre fournit au bout de 20 jours, de contact avec le plomb, *un liquide que l'acide hydrosulfurique colorait notablement.* La lame métallique présentait en outre un liseré blanc au niveau de l'eau. Il en fut de même pour l'eau de la Dhuys additionnée du même sel.

La gomme, l'albumine, le sucre, l'infusion de foin, mélangés à l'eau pure à faibles doses, s'opposent à une attaque un peu sensible du plomb. Cependant, au *bout de plusieurs jours, on trouve des traces de ce métal sur les parois des vases.*

En ajoutant de l'eau de Seine à de l'eau pure aérée, dans la proportion de six parties de celle-ci pour une partie de la première, on obtient un liquide qui est tout à fait sans action sur le plomb. Une eau de source marquant

16° hydrotimétriques a donné le même résultat.

On comprend d'après cela, ajoute Boudet, l'inertie à l'égard du plomb des eaux potables distribuées à Paris. Mais je ne puis admettre, dit-il; aucune sécurité à l'égard des eaux de pluie recueillies directement ou tombées des toits des maisons et recueillies en citernes ou réservoirs.

Les eaux de source, de rivière et de puits artésiens fournies par la ville de Paris sont sans action sensible sur le plomb, bien que chacune ait une composition différente et qu'elles contiennent des proportions fort inégales de carbonate de chaux. Cependant, comme les causes et les conditions de cette propriété singulière ne sont pas suffisamment connues, *comme elles pourraient être modifiées par des circonstances accidentelles et imprévues, il me paraît téméraire d'affirmer que les tuyaux de conduite et les branchements en plomb doivent inspirer une sécurité absolue.*

Il serait bien imprudent, en effet, de l'affirmer, et nous avons vu plus haut que les eaux de source ou de rivière s'écoulant d'une manière intermittente à travers deux à trois cents mètres de tuyaux ont donné lieu à des intoxications saturnines bien constatées. Le danger est moindre, il est vrai, avec les eaux de source ou de rivière chargées de sels, mais les causes d'intoxication sont toujours présentes et le danger imminent.

Il y a lieu de ne se prononcer qu'avec une extrême réserve sur la tolérance restreinte à accorder aux tuyaux de plomb comme conduites d'eaux, lorsqu'on considère que tous les dépôts incrustants formés dans ces tuyaux par les eaux qui les traversent, contiennent de ce métal souvent en abondance ; lorsque l'on voit l'acide carbonique et l'air, le sucre, l'azotate d'ammoniaque, à plus haute dose, etc., communiquer à ces eaux la propriété de dissoudre sensiblement le plomb ; lorsqu'on sait qu'en particulier dans les branchements de nos habitations, la colonne liquide reçoit fréquemment, par l'ouverture et la fermeture des robinets, des chocs qui se communiquent aux tuyaux et à leurs incrustations que ces chocs détachent, surtout lorsque par le séjour prolongé de l'eau et de l'air dans ces tuyaux de plomb la couche incrustante s'est récemment accrue.

A l'exposé de ces objections contre l'emploi des tuyaux de plomb, pour les grandes canalisations d'eau potable en particulier, il faut ajouter que des observations nombreuses recueillies à diverses époques semblent démontrer qu'il se produit d'une façon intermittente, chez les populations qui boivent ces eaux, des phénomènes d'intoxication plombique. A cet égard l'expérience faite à Rome, où depuis plus de deux mille ans existe une longue canalisation en plomb, est pleine de renseignements. L'architecte Vitruve, qui vivait sous Auguste, nous apprend (1) que ces tuyaux peuvent devenir dangereux pour la santé publique. Il dit même, en termes précis, que l'eau contracte dans ces conduites des qualités nuisibles parce qu'il s'y forme de la céruse. Galien, sans parler expressément des tuyaux de plomb, dit aussi que tous les métaux rendent les eaux mauvaises.

On voit que les anciens, tout en continuant à se servir des tuyaux de plomb à cause de la commodité de leur emploi, n'ignoraient point les dangers que l'usage de ce métal peut quelquefois présenter. Aussi dans les villes où la civilisation et le bien-être sont le plus avancés, s'inquiète-t-on de remplacer peu à peu les tuyaux de plomb, soit par des conduites de fer, soit par des conduites de poterie, soit même par des tuyaux de plomb sulfurés à l'intérieur ou mieux doublés d'étain.

---

(1) Vitruve, *Traité d'agriculture*, liv. VIII, chap. VII.

A Paris, la grande canalisation d'eau qui présentait en 1866 un développement de 1386 kilomètres, a été remplacée par d'énormes tuyaux en fonte bitumée. Il n'y reste plus que 3 kilomètres de tuyaux de plomb. Quant aux branchements sur cette conduite de fonte, branchements qui à l'époque où écrivait Boudet desservaient déjà 38,000 concessionnaires, et qui partant de la rue distribuent l'eau dans les habitations, ils sont encore formés de tubes de plomb. Leur longeur moyenne est de 40 mètres, leur diamètre de 27 millimètres. Ils offraient en 1873 un développement total de 1500 kilomètres bien fait pour donner à réfléchir. A Londres, on emploie surtout pour l'ascension de l'eau dans les maisons des tuyaux en fer étirés. Il en est de même en Prusse et en Autriche. On peut reprocher à ces tubes de n'être point flexibles, de ne permettre de coudes, branchements et raccords à vis que ceux qui sont préparés d'avance; de s'oxyder et de s'user assez rapidement, d'être par conséquent coûteux; de désaérer l'eau et d'altérer légèrement sa limpidité. Ce sont là des inconvénients miuimes.

Quant aux tuyaux doublés d'étain, on objecte leur prix trop élevé, et la difficulté des soudures et assemblages, l'étain se liquéfiant avant le plomb et formant à l'intérieur du tube des saillies qui diminuent la lumière du vaisseau et gênent la circulation.

Il ne nous faut point perdre de vue que les observations ci-dessus, relatives à l'action que les eaux chargées de divers sels exercent sur le plomb, ne s'appliquent qu'au cas où elles ont séjourné à l'air, soit dans les réservoirs soit dans les conduites, au contact du métal dangereux. Nous allons montrer que ces observations et conclusions sont singulièrement atténuées lorsque ces eaux, au lieu de séjourner dans les conduites, ne font simplement que les traverser.

c. *Passage de l'eau potable à travers les tuyaux de plomb.* — Il nous reste à savoir si, par le simple écoulement des eaux potables à travers les tuyaux de plomb, il se dissout une quantité appréciable de ce métal.

Pour résoudre cette question, l'eau de la Vanne a été recueillie dans mon laboratoire, après que l'on eut durant plus d'une heure largement ouvert tous les robinets. Elle avait à parcourir, depuis le réservoir de tôle de l'École pratique jusqu'au point où elle était reçue et mesurée, une longueur de 26 mètres de tuyaux de plomb.

Ce métal fut recherché dans ces eaux par les méthodes précédemment indiquées et *sans filtration préalable*. L'expérience fut entièrement probante. Dix litres ne donnèrent pas une trace appréciable de plomb.

Ainsi, les eaux de la Vanne, que nous savons être spécialement aptes à dissoudre le plomb alors qu'elles séjournent dans des réservoirs ou des tuyaux formés de ce métal, ne se chargent, par leur simple écoulement à travers 26 mètres de tuyaux, d'aucune parcelle soluble ou insoluble de toxique (1). Cette observation s'applique *à fortiori* aux eaux potables moins pures, telles que les eaux de Seine.

Ces conclusions nous semblent importantes. En effet, comme nous venons de le voir, on avait mis en suspicion légitime la distribution des eaux potables dans de nos habitations, par les branchements de plomb qui les conduisent aux divers étages. On pouvait craindre, et nous n'étions pas sans avoir quelque appréhension à

---

(1) Fordos (*Bulletin de la Société chimique*, t. XX, p. 482.), avec 10 litres d'eau prise à l'hôpital de la Charité, n'avait aussi recueilli que des traces de plomb. Nous pensons que cette eau avait en partie séjourné dans la conduite. Toutes les expériences ci-desus confirment celles déjà publiées en 1874, par le pharmacien de la Charité (Voy. *Bulletin de la Soc. chim.*, t. XXI, p. 439). Mais la question complexe du danger des conduites de plomb pour les eaux potables dans les diverses conditions où elles s'y écoulent ou y séjournent, ne pouvait être définitivement tranchée que par des dosages.

ce sujet, que par leur simple écoulement dans ces tuyaux, ces eaux aérées et contenant aussi de l'acide carbonique libre n'arrivassent à dissoudre ou simplement à tenir en suspension quelques parcelles du toxique.

Une grave proposition avait même été faite au conseil municipal de la ville de Paris en 1873 et 1874. Il s'agissait de remplacer tous les tuyaux de plomb posés par la ville, et de leur substituer les tuyaux de plomb doublés d'étain dont nous avons parlé un peu plus haut. Une pétition avait été adressée dans ce sens au Conseil municipal revêtue des signatures d'un grand nombre de nos plus savants médecins Je fus à ce moment consulté à la fois et par quelques membres du Conseil, et par les inventeurs mêmes du procédé de doublage des tuyaux de plomb. Il m'était impossible de répondre *à priori* à leurs questions. Les recherches faites jusqu'à cette époque avaient toutes été qualitatives et les procédés de séparation et de dosage des plus imparfaits. Les affirmations des auteurs qui n'admettaient pas la innocuité des tuyaux de plomb laissaient subsister des doutes d'autant mieux fondés que des observations antérieures avaient démontré que des *eaux de source* circulant à travers des tuyaux et des citernes de ce métal avaient occasionné des accidents saturnins notoires. C'est pour étudier cette délicate et grave question que je commençai à cette époque les expériences sur les eaux de Paris que je rapporte dans cet ouvrage. Elles montrent que dans les conditions ordinaires les plus favorables à la dissolution du plomb, des eaux d'une pureté exceptionnelle, comme celles de la Vanne, ne se chargent pas d'une quantité de métal appréciable aux réactifs les plus délicats en parcourant simplement les tuyaux de conduite incriminés ; que les eaux les plus pures dissolvent à peine par leur contact prolongé durant 10 jours quatre déci-milligrammes de plomb par litre ; que cette quantité doit être encore bien diminuée pour les eaux plus chargées de sels calcaires, telles que celles de la Seine ; qu'il n'y a pas lieu, par conséquent, de se préoccuper outre mesure de la distribution des eaux potables par des branchements de plomb partant de la rue, à la condition que ces eaux n'y séjournent pas trop longtemps ou n'y soient pas battues avec de l'air, qu'elles ne soient pas surchargées d'acide carbonique, qu'elles ne viennent pas s'accumuler dans des bassins, citernes, ou réservoirs de plomb, de zinc ou d'étain soudés au plomb, placés dans

les habitations où l'accès de l'air favoriserait la
dissolution du métal toxique ; que les eaux
ainsi distribuées ne proviennent pas d'eaux
de pluie, n'aient pas été artificiellement aérées
par leur passage préalable à travers des filtres
tels que des bancs de sable ou de cailloux ; enfin
qu'elles coulent à plein tuyau dans les conduites
de distribution sans pouvoir s'y fouetter avec l'air.

En somme, les eaux dissolvent une quantité
de plomb, qui paraît très variable, lorsqu'elles
séjournent dans des tuyaux faits de ce métal ;
mais leur simple écoulement à travers des
branchements de 20 à 30 mètres, conditions
habituelles de leur distribution dans nos demeures, n'introduit dans cette boisson aucune
quantité appréciable de métal.

Le remplacement des tuyaux de plomb de
nos grandes villes à partir des canalisations de
fonte de nos rues par des tuyaux doublés d'é-
tain, sulfurés ou vernis à l'intérieur, serait
une bonne mesure qui mettrait nos eaux potables à l'abri de tout soupçon.

(B). — *Eaux artificiellement chargées d'acide
carbonique.*

L'étude de la dissolution du plomb métalli-

que emprunté aux tuyaux et réservoirs par les
eaux potables, nous amenait naturellement à
rechercher si un excès d'acide carbonique artificiellement introduit sous pression dans ces
mêmes eaux leur communiquerait pour le
métal toxique une action dissolvante notablement plus grande. Cette question a son intérêt
pratique au point de vue de l'absorption journalière du plomb par nos aliments et nos
boissons. On sait, en effet, que les eaux artificielles dites de Seltz ou gazeuses, sont d'un
usage malheureusement très répandu aujour-
d'hui ; on sait aussi qu'elles sont contenues dans
des bouteilles spéciales appelées *siphons*, coiffées
d'un ajutage à robinet métallique formé d'un
alliage de plomb et d'étain.

Je dis que leur usage est *malheureusement
très répandu* parce que ces eaux contiennent du
plomb, et souvent en quantité notable. Je pense
que Boutmy le reconnut déjà vers la fin de l'année 1880 ; je ne sais si ses dosages furent publiés.

Dans un article du *Journal d'hygiène*, en date
du 19 mai 1882, M. Cyrnos a donné les nombres
suivants :

Eau de Seltz	Plomb par litre.
Analyse du laboratoire Vincent, École centrale.	0^{gr},00017
— de M. Hardy, Académie de médecine..	0 ,00016

10.

Sans nous préoccuper des recherches que nous venons de rappeler, nous avons été nous-même amené, par la suite logique de notre travail sur l'absorption journalière du plomb, à nous demander si l'usage de ces eaux présentait quelques inconvénients notoires.

Huit litres d'eau de Seltz arrivant de la fabrique même, et n'ayant pas subi dans la maison de débit la position couchée, ont été traités comme on l'a expliqué plus haut pour les eaux potables. Le sulfure de plomb a été recueilli, transformé en sulfate, électrolysé, enfin la couche de composés métalliques déposée au pôle négatif a été redissoute par l'acide nitrique, transformée de nouveau en sulfate, lavée, séchée et pesée. J'ai obtenu, en agissant ainsi :

	mgr.
Sulfate de plomb total................	5,1
Ce qui correspond à :	
Plomb métallique par litre..........	0,436
Et hydro-carbonate de plomb par litre.	0,698

soit près de 7 déci-milligrammes d'hydrocarbonate de plomb par litre.

Ces recherches étant confirmatives de celles ci-dessus citées, je me suis borné à ce dosage, mais deux autres expériences qualitatives

(1) *Journal d'hygiène*, 19 mai 1881.

m'ont prouvé que la présence du plomb dans
les eaux dites de Seltz paraît assez commune,
et que ce métal s'y trouve souvent à doses pon-
dérables. Il suffit de prendre quelques litres
de ces eaux, et de les porter à l'ébullition pendant qu'on y fait passer un courant d'hydrogène sulfuré, pour obtenir un fort trouble de
sulfure.

Sur des siphons conservés couchés durant
quelque temps, Boutmy m'a dit avoir trouvé
des quantités de plomb beaucoup plus grandes.

Les précipités par l'hydrogène sulfuré que
j'ai obtenus avec ces eaux contenaient en même
temps une très minime quantité de cuivre.

Comment s'introduit le métal toxique dans
ces eaux gazeuses?

On sait qu'on les fabrique en faisant arriver
sous la pression de 5 à 6 atmosphères, de l'acide
carbonique (produit par la décomposition des
carbonates au moyen de divers procédés) au sein
de l'eau contenue dans des récipients métalliques résistants, en général formés de cuivre
rouge, étamés à l'intérieur. L'eau ainsi chargée
de gaz se distribue ensuite dans les bouteilles
ou les siphons par des tuyaux de même métal
intérieurement étamés. C'est surtout dans ces
récipients et conduits que se fait la dissolu-

tion du plomb. Il est difficile, en effet, pour ne
pas dire impossible, et l'on y insistera dans l'un
des paragraphes suivants, (Voy. *Plomb absorbé
par l'étamage*), d'obtenir du commerce un étamage à l'étain absolument fin ; il contient presque toujours un peu de plomb. Ce métal forme
avec l'étain un alliage qui se distribue sans
uniformité dans la masse. C'est cet alliage
qu'attaque principalement l'eau chargée d'a-
cide carbonique. Aussi trouve-t-on souvent
dans les appareils ayant servi quelque temps,
ou dans les tubes étamés qui distribuent l'eau
gazeuse, comme de petites piqûres qui criblent
l'étamage, et arrivent jusqu'au cuivre. Ces corro-
sions proviennent de l'attaque de l'étamage sur
les points les moins résistants ou les plus riches en plomb et expliquent la dissolution des
trois métaux, cuivre, étain et plomb en quantités très variables suivant les fabriques, l'outillage, la nature des eaux, et surtout la pression du gaz carbonique, que l'on a vu d'après
les expériences de Boudet confirmées par mes
recherches, attaquer d'autant mieux le plomb
que cet acide agit, pour un même volume d'eau,
sous une plus grande masse.

Il existe des systèmes de fabrication d'eaux
gazeuses qui mettent entièrement à l'abri de

ces inconvénients. On peut produire en grand ces eaux artificielles dans des appareils entièrement en verre et les faire circuler à partir du vase condensateur dans des tuyaux à parois non métalliques. Il serait fort désirable que nos fabricants voulussent, dans leur intérêt même et celui de la santé publique, ne pas reculer devant les frais qu'occasionneraient pour eux un changement d'outillage qui mettrait leurs produits à l'abri des craintes fondées qu'ils inspirent.

En somme, telle qu'elle est aujourd'hui fabriquée, l'eau dite *de Seltz*, ou gazeuse artificielle, contribue à l'absorption journalière du plomb par notre alimentation. Il y a lieu de se préoccuper de cet état de choses, car l'usage de cette boisson s'est de plus en plus répandu et popularisé. Cette eau nous a paru, dans certains cas, pouvoir se charger d'assez de métal toxique pour devenir dangereuse à courte échéance.

Les accidents, et spécialement la dyspepsie, que l'on avait attribués surtout à l'action prolongée de l'acide carbonique sur l'estomac lorsqu'on fait un usage continu de ces eaux gazeuses, s'expliquent surtout par la présence du plomb dans les eaux dites de Seltz.

(C). — *Conservation des boissons et condiments acides dans le cristal et les vases à vernis plombifères.*

Au cours de cette étude des causes si multiples qui introduisent journellement le plomb dans nos aliments et nos boissons, un autre point devait appeler notre attention. On sait que sur beaucoup de nos tables l'eau et le vin sont présentés dans des bouteilles de cristal; que c'est dans le cristal que nous buvons le plus souvent, et que nous laissons séjourner souvent des semaines et des mois dans des vases de la même substance le vinaigre et autres condiments acides servis à nos repas.

Or, ce cristal n'est autre chose qu'un silicate double de potasse et de plomb contenant plus du tiers de son poids de ce dernier métal.

Il y avait donc lieu de rechercher s'il ne contribuait pas, lui aussi, à introduire dans nos organes une partie de ce plomb que l'on y trouve presque toujours aujourd'hui.

D'autre part, des empoisonnements par l'usage de l'eau, de vins, de cidres, d'aliments ayant séjourné dans des vases enduits de vernis plombifères ont été souvent signalés. Il était nécessaire d'en dire quelques mots à cette place quoique nous n'ayons pas fait de cette cause d'intoxication une étude particulière.

Nous rapporterons d'abord nos expériences sur les verres à base de plomb.

a. *Action de l'eau distillée sur le cristal.* — Deux échantillons de beau cristal de Baccarat et de Paris (Saint-Denis) ont été broyés, et les fines poussières séparées. On a laissé la matière concassée digérer avec de l'eau distillée dans deux verres de Bohême à la température ambiante. Au bout de quarante-huit heures on a filtré, acidulé les liqueurs, et fait passer à travers un courant d'hydrogène sulfuré. L'eau ayant séjourné sur le cristal de Baccarat a donné une *trace* de sulfure de plomb ; celle qui avait été au contact de celui de Saint-Denis n'en a offert que des indices à peine sensibles.

b. *Action de l'eau potable sur le cristal.* — La même expérience a été faite avec l'eau de la Vanne. Elle est restée trois fois vingt-quatre heures sur le cristal concassé qui remplissait presque le verre de Bohême. On a trouvé :

Cristal de Baccarat....... *trace de plomb.*
 — de Saint-Denis.... id

Ainsi le séjour, même prolongé, de l'eau distillée ou potable sur une masse relative-

ment énorme de cristal concassé permet à
peine la dissolution d'une *trace* de plomb insignifiante.

c. *Action du vin sur le cristal.* — C'était un
petit vin blanc de Chablis, naturel quoique
d'une acidité répondant à 9 grammes d'acide
sulfurique par litre, agréable toutefois au goût
malgré sa verdeur. Après quarante-huit heures
de séjour sur le cristal concassé de Baccarat et
sur celui de Saint-Denis, les deux liqueurs ont
été filtrées, acidulées d'acide chlorhydrique
et soumises à l'hydrogène sulfuré.

Le vin blanc ayant séjourné à la température
ambiante (15 à 20 degrés) sur le cristal de Baccarat brunissait aussitôt et donnait le lendemain
un précipité noir que j'aurais pu doser, mais
que je me suis borné à apprécier à environ
5 milligrammes par litre.

Celui qui avait séjourné à la même température sur le cristal de Saint-Denis, brunissait de
même par l'hydrogène sulfuré, quoique plus
faiblement.

Le vin, et surtout les vins blancs et les vins
verts ou acides, dissolvent donc une quantité
minime mais appréciable des vases de cristal
plombique où ils sont gardés en réserve.

Ces quantités de plomb dissoutes sont très

variables avec la nature et l'acidité du vin, le temps de contact avec le cristal, la quantité, le mode de division, la nature du cristal lui-même ; s'il contient plus de silice, il est plus réfractaire aux dissolvants.

Cette dissolution du plomb par les vins acides aux dépens des vases de cristal n'est cependant pas de beaucoup aussi facile que l'attaque et la dissolution du plomb métallique par les mêmes liquides.

d. *Bière.* — Quoique la bière ne soit en général ni conservée ni consommée dans des vases de cristal, j'ai voulu me rendre compte de son action dissolvante sur les verres à base de plomb. Je me suis assuré qu'elle se chargeait, comme le vin et le vinaigre, d'une quantité sensible de plomb lorsqu'elle restait deux ou trois jours en présence du cristal concassé.

e. *Vinaigre.* — Du vinaigre d'Orléans ordinaire, titrant 70 grammes d'acide sulfurique par litre, ayant séjourné quatre jours dans la burette de cristal de ma salle à manger, a été acidulé d'acide chlorhydrique et soumis à l'hydrogène sulfuré.

Ce gaz n'y produit pas de brunissement sensible.

Un autre vinaigre qui avait séjourné près

d'un mois dans une burette de cristal de Choisy-le-Roi m'a donné, après acidulation par l'acide chlorhydrique, une quantité appréciable de sulfure de plomb.

Je me suis assuré que le même vinaigre conservé dans une bouteille de verre était absolument exempt de ce métal.

f. *Acide acétique.* — Enfin voulant savoir si le vin, le vinaigre et la bière devaient leur action dissolvante sur le cristal à leurs sels organiques acides, à l'acide carbonique, ou tout simplement à la présence de l'acide acétique et de l'eau, j'ai mis le cristal concassé en présence d'une solution titrée à 1 p. 100 d'acide acétique dans l'eau distillée.

Au bout de quarante-huit heures la liqueur filtrée qui avait séjourné sur le cristal de Baccarat, donna par l'hydrogène sulfuré une quantité de sulfure de plomb qui la brunit faiblement et se précipita lentement le lendemain.

Avec le cristal de Saint-Denis le brunissement se produisit aussi, mais il était moins sensible (1).

(1) Le docteur Archambault avait déjà fait en 1859 des observations analogues. (*Arch. gén. de médecine*, 5ᵉ série, t. XVIII.) — Voy. aussi Putégnat, *Maladies des verriers et tailleurs de cristaux.* — Baudeau, *Pathologie professionnelle des tailleurs de cristal*, Thèse de Paris, 1872.

Toutefois, les quantités de plomb ainsi dissoutes par l'acide acétique dilué sont bien moins grandes que celles que dissolvent dans les mêmes conditions, le vin et la bière d'une acidité égale. L'action des bitartrates, malates, acides, etc., est indéniable.

g. Les boissons qui paraissent généralement sur nos tables, l'eau et le vin que nous conservons et buvons le plus souvent dans des bouteilles et des verres de cristal, le vinaigre que nous mettons en réserve dans des vases de même matière, peuvent donc dissoudre une minime quantité de plomb, et contribuer à introduire ainsi dans l'économie ce métal nuisible. Mais il faut dire que les quantités qu'en dissolvent nos boissons lorsqu'on se borne à les conserver dans les verres à base de plomb, et non pas comme je l'ai fait, lorsqu'on les laisse séjourner sur le cristal concassé, sont à peu près inappréciables. Après douze heures de séjour de l'eau de Seine ou de la Vanne dans des flacons de Baccarat, deux à trois jours de conservation du vinaigre dans des burettes de même substance, je n'ai pu déceler de plomb dans un litre de ces liquides. Il n'y a donc pas lieu de se préoccuper de l'usage du cristal sur nos tables.

Je ferai peut-être quelques réserves pour les

vins blancs très acides qui dissolvent le cristal concassé d'une façon très sensible.

Le fait de la dissolution du cristal ordinaire dans la plupart de nos boissons, et surtout de nos boissons acides, n'a rien qui doive nous surprendre. On peut s'en convaincre fort aisément en laissant séjourner de l'eau pure ou acidulée sur du cristal réduit en poudre fine. Dans les fabriques d'émail pour couverte de faïences dites *anglaises*, émail qui est un borosilicate de plomb, l'eau ordinaire sous laquelle on broie cette composition la dissocie en partie, et se charge d'une quantité d'hydrate de plomb telle, que celui-ci se dépose dans les liquides décantés ou filtrés laissés au repos, sous forme de cristaux bien visibles d'hydrate d'oxyde de plomb.

Poteries vernissées au plomb.

Les empoisonnements occasionnés par l'usage d'eaux ou d'aliments ayant séjourné dans des poteries en grès ou en argile vernissées aux oxydes ou silicates de plomb ont été fréquemment signalés. Il arrive, en effet, trop souvent que l'émail des poteries communes est imparfaitement vitrifié et que les liqueurs acides, et l'eau elle-même dissolvent aux dépens de cette couverte une petite quantité de plomb. M. Le Roy de Méricourt en a cité un exemple dans la discussion qu'il soutint, il y a quelques années, à l'Académie de médecine contre M. Rufz de Lavison sur la colique sèche des pays chauds. Deux employés d'un comptoir sénégalais avaient contracté cette prétendue maladie, qu'aucun traitement ne put faire disparaître jusqu'au jour où l'analyse du vernis des poteries de grès où ils conservaient leur eau potable vint révéler que cette couverte plombifère avait suffi pour produire, chez les deux patients, un empoisonnement saturnin chronique qui disparut peu à peu lorsqu'on eut renoncé à l'usage de ces récipients.

Dans son rapport général sur le service de santé de la ville de Bucharest, M. J. Félix observe que l'émail des poteries communes usitées dans cette ville et ses environs est de si mauvaise qualité que les sels de plomb qu'il contient se dissolvent assez aisément dans le vinaigre ordinaire. Il en est de même de celui qu'on fabrique en France dans une foule de régions.

Les maladies épidémiques auxquelles on donnait autrefois le nom de colique de Poitou ou de

Madrid n'ont pas eu d'autre cause que l'usage de ces poteries plombifères.

Les vases qui donnent quelquefois lieu à des empoisonnements saturnins sont généralement vernis à l'alquifoux. C'est une poudre gris-bleuâtre qu'on obtient en broyant la galène ou sulfure de plomb avec une partie des silicates naturels qui l'accompagnent. On met cette poudre en suspension dans de l'eau ou mieux de la colle de farine, et l'on en badigeonne les parties à vernir. Lorsqu'on porte la poterie au four, le soufre de la pyrite brûle et se volatilise, le plomb s'oxyde et pénétrant la terre s'unit partiellement à la silice et au fer. Il en résulte une couverte brillante de couleur vert-jaunâtre, imperméable. On obtient un vernis vert ou brun si l'on ajoute au préalable du cuivre ou du manganèse à l'alquifoux. Plus de 250 mille kilos de galène sont annuellement vendus en France pour cet usage.

D'autres fois on se borne à couler du plomb fondu dans de la cendre de bois et à agiter vivement jusqu'à solidification du métal. La poudre ainsi obtenue est ensuite délayée comme ci-dessus et sert à enduire les vases que l'on veut vernir. La cuisson opère alors les phénomènes indiqués plus haut.

Dans presque tous les cas cette cuisson est insuffisante pour donner un vernis inattaquable à l'eau et aux acides.

Malheureusement l'industrie de la poterie commune est généralement entre les mains d'ouvriers ignorants et isolés. Leur métier est pratiqué comme il l'était du temps des Arabes ou du roi Salomon, dont les potiers employaient déjà ce même alquifoux.

Si les poteries communes étaient bien cuites, l'émail plombifère en question ne présenterait peut-être qu'un inconvénient minime. Ce vernis serait tout à fait comparable au cristal par sa composition et ses propriétés. Un habile industriel de Brest, M. Constantin, avait essayé de rendre, en effet, cet émail inoffensif en l'additionnant de silicate de soude pour augmenter sa fusibilité. Il employait le mélange suivant;

Minium.....................	50 parties.
Verre blanc................	10 —
Feldspath..................	15 —

Mais, sur l'avis du Comité consultatif d'hygiène, cet honorable industriel persistant dans ses recherches parvint à éliminer définitivement le plomb de ses couvertes pour poteries communes. D'après ses indications, on obtient une couverte excellente exempte de plomb en prenant :

Silicate de soude à 50° aréomé-		
triques....................	1000	parties.
Craie......................	150	—
Quartz pulvérisé............	150	--
Borax en poudre.............	150	—

On mélange ces substances, on en enduit la poterie et on la porte au four. Le vernis ainsi obtenu, même à température assez basse, est transparent, vitreux et formé d'un borosilicate de soude et de chaux absolument inoffensif. On peut à volonté le colorer en vert et en brun avec le cuivre ou le manganèse. En élevant un peu plus la température on pourrait au besoin se passer de borax (1).

Les vernis à poteries de M. Constantin rappellent, à cette différence importante près que le plomb est remplacé par la soude, la composition des couvertes pour faïence employées spécialement en France dans des fabriques diverses, entre autres celle de Choisy-le-Roi. Ce sont des borosilicates de plomb obtenus en mélangeant, dans les proportions voulues, la silice, le minium et le borax en poudre. Cette couverte est très fusible, presque rayable au couteau, à peu près inattaquable aux acides.

(1) Voy. à ce sujet Revue d'hygiène, t. II, p. 279. Voy. aussi les Rapports de M. Wurtz, Recueil du Comité consultatif d'hygiène, t. V, p. 426, et t. VIII, p. 337.

Il est un procedé simple et pratique qui permet de reconnaître si un vernis plus ou moins parfaitement vitrifié présente ou ne présente pas de dangers. Dans le vase suspect de contenir du plomb attaquable à l'eau ou aux acides, on verse du vinaigre ou un autre acide étendu d'eau, que l'on y maintient quelque temps presque bouillant en remplaçant l'eau qui s'évapore. Au bout d'une demiheure ou d'une heure on décante la liqueur et l'on en fait trois parts. Dans la première, on verse de l'hydrogène sulfuré en solution. Si le plomb a été dissous, elle noircira ou donnera un louche brunâtre. Dans la seconde, on ajoute de la soude jusqu'à saturation, puis de l'iodure de potassium. On aura un précipité jaune ou une liqueur jaune si le plomb est entré en dissolution. Dans la troisième, on verse de l'acide sulfurique étendu qui précipite du sulfate de plomb blanc si ce métal avait été enlevé à la couverte vitrifiée.

Dans le cas où ces réactions seraient positives, il faudrait considérer le vase suspect comme dangereux. Son emploi serait au contraire sans inconvénient, que la couverte fût ou non plombifère, si ces réactions restaient négatives.

(D). — *Action du vin, de la bière, du cidre sur la vaisselle d'étain.*

Si l'usage du cristal ou des vases d'argile ou de grès à vernis plombiques bien vitrifiés, ne présente pas d'inconvénients sensibles, il en est tout autrement de l'emploi des ustensiles dits d'étain. On sait que la bière se présente et se boit volontiers dans les pays du nord de l'Europe, et spécialement en Angleterre, dans des pots et des vases d'étain. Le métal que dans ces contrées on emploie pour les fabriquer, est-il pur de tout alliage plombique ? Je n'oserais en répondre. Mais dans nos hôpitaux civils, les vases *dits d'étain* sont au titre légal de 10 p. 100 de plomb (1); ils sont au titre de 5 p. 100 dans les hôpitaux militaires. Or à ces titres, comme on va le voir, ils ne sauraient être regardés comme inoffensifs.

On ne peut pour ainsi dire plus trouver à Paris de vin de débit qui ne contienne une trace de plomb. Il a suffi pour cela de le siphoner par des tuyaux étamés ou de le décanter dans des vases et des entonnoirs d'étain toujours

---

(1) Arrêté du préfet de police du 23 fév. 1853.

plombifères. A plus forte raison ces liquides acides deviennent-ils dangereux s'ils sont conservés, ne fût-ce que quelque temps, dans des vases, brocs, gobelets d'étain plombifère où grâce à l'accès de l'air ils dissolvent assez rapidement le plomb de l'alliage.

Fordos a fait à cet égard des recherches très probantes et des dosages que nous allons rapporter (1).

Lorsque l'on agite à l'air pendant 15 minutes avec une solution d'acide acétique à 2 p. 100 de la grenaille d'étain renfermant 10 à 5 p. 100 de plomb et que l'on filtre immédiatement, on obtient une dissolution où l'on peut déceler les deux métaux. En effet, si l'on évapore la liqueur à sec pour chasser l'excès d'acide, il reste un résidu contenant de l'acide stannique et du nitrate de plomb, que quelques gouttes de solution d'iodure de potassium colorent en jaune et que l'acide sulfhydrique précipite en noir.

Mêmes résultats avec de la grenaille à 3 et à 1 p. 100 de plomb après agitation de 20 à 25 minutes.

On peut expérimenter directement sur les pots d'étain du commerce contenant de 10 à

(1) Voy. *Bulletin de la Société chimique*, t. XXIII, p. 535.

18 p. 100 de plomb. Si dans ces pots munis de couvercles on met à séjourner de l'acide acétique à 1 p. 100, on remarque au bout de quelques jours sur les parois des vases, au-dessus des parties baignées par l'acide, un produit blanc formé d'acétate basique de plomb. Un peu plus tard on aperçoit des cristaux, puis de fines aiguilles après quatre à cinq semaines. Le dessous des couvercles et les parois finissent par se garnir de ces cristaux. La liqueur qui a séjourné au fond des vases est troublée par un dépôt d'hydrate de bioxyde d'étain, mélangé de plomb réduit; lorsqu'on la retire elle laisse déposer du bioxyde d'étain; ce métal est aussi en dissolution, mais on ne trouve pas de plomb dans le liquide ou seulement des traces. Celui-ci a été lentement précipité par l'étain, car au début on le trouve dissous dans la liqueur.

En effet, si l'on met 30 grammes d'une solution d'acide acétique à 1 ou 2 p. 100 dans des pots de la capacité de 1 litre, munis de couvercles, et si l'on en retire la liqueur après 24 heures, en ayant soin de la promener sur les parois du vase on obtient une solution qui précipite immédiatement en jaune par l'iodure de potassium à 5 p. 100. Quand on n'observe pas cette réaction, si l'on évapore la liqueur, on constate facilement la présence du plomb dans le résidu, comme il est dit plus haut.

La quantité de plomb qui se dissout ainsi emprunté à la vaisselle est variable ; elle dépend de celle qui est contenue dans l'étain, et aussi de l'état de la surface des pots, peut-être même de quelques conditions atmosphériques. En dosant le plomb à l'état de sulfate, Fordos obtint pour 30 grammes de liquide recueilli, comme il est dit plus haut : sulfate de plomb $0^{gr},028$; $0^{gr},030$; $0^{gr},035$; $0^{gr},020$; $0^{gr},086$; $0^{gr},022$; $0^{gr},010$; $0^{gr},008$.

Si l'on répète l'expérience avec le même pot, la quantité de plomb va en diminuant, la surface s'en appauvrissant peu à peu ; mais on rend à cette surface son premier état en la décapant légèrement avec du sable fin, ou en y laissant séjourner un *liquide riche en acide tartrique* qui dissout l'étain.

Les mêmes expériences répétées avec des pots d'étain à 5 p. 100 de plomb ont donné des résultats semblables.

Il n'est pas douteux pour nous que les liquides acides naturels, tels que vins, bières et cidres, dissolvent le plomb des vases d'étain bien plus aisément que l'acide acétique à 1 p. 100. Le titre acide élevé de ces liqueurs, et leur richesse en sels acides ou en acides

tartrique, malique, citrique, etc.., est très
favorable à leur action dissolvante.

La même dissolution du plomb se produit
aussi aux dépens des vases de fer ou de cuivre
étamés. Nous reviendrons sur ce point dans le
paragraphe suivant.

C'est encore ici le lieu de rappeler les observations judicieuses de Fordos sur le rinçage
des bouteilles avec de la grenaille de plomb.
Entre chaque opération, ces grains abandonnés
humides, s'oxydent à l'air et laissent aux parois
de la bouteille lors du lavage une certaine dose
d'hydrocarbonate que le vin ou la bière dissolvent ensuite. Quelquefois un grain de plomb
reste au fond du vase et se dissout plus tard
partiellement dans la liqueur acide. Fordos pro-
pose avec raison, pour cet usage, de remplacer
le plomb, par de la grenaille de fer (1).

IV. — **Plomb absorbé par l'étamage**.

Nous pensons que l'étamage, tel qu'il se fait
aujourd'hui est une pratique essentiellement
inutile et dangereuse. *Inutile*, parce que
(nous l'avons montré dans la Première Partie de ce livre) les petites quantités de cuivre

(1) *Bulletin de la Soc. chim.*, t. XXI, p. 530.

qui pourraient être dissoutes par les aliments aux dépens d'une vaisselle bien tenue sont insignifiantes et absolument sans danger. *Dangereuse*, parce que, pour échapper à l'action inoffensive du cuivre, on recouvre nos ustensiles culinaires d'une couche d'étain qui n'est jamais ou presque jamais exempte de plomb, et que c'est là un nouveau mode, et non des moins graves comme on va le voir, par lequel ce métal essentiellement dangereux est journellement absorbé.

D'après nos observations et renseignements, d'après aussi les analyses de l'étain d'étamage, faites en grand nombre à la préfecture de police de Paris, et la tolérance qui s'est établie, par la force même des choses, pour une industrie, souvent exercée par de simples ouvriers non établis (1), l'étain qui recouvre nos ustensiles de cuivre peut contenir 10 p. 100 de plomb sans que le fabricant soit poursuivi. Mais, dans beaucoup de cas, cette quantité de plomb dans l'étamage peut aller jusqu'au triple ou descendre presque à zéro. Nous admettrons, pour nous tenir toujours dans des limites inférieures, que l'étamage

(1) L'étamage se fait souvent, par les ouvriers errants et quelquefois même chez ceux qui tiennent boutique, avec de l'étain ayant antérieurement servi à d'autres usages et dans lesquels les soudures avaient introduit, quand on ne l'introduit pas volontairement, une certaine dose de plomb.

contient à Paris en moyenne 5 p. 100 de plomb.

Il paraît assez difficile de juger de prime abord quelle quantité de plomb absorbe tous les jours une personne dont les aliments se préparent dans de la vaisselle de cuivre ainsi étamée. Nous avons essayé pourtant de résoudre cette question. Voici comment : Nous nous sommes enquis auprès de l'industriel chargé de l'étamage de la vaisselle des écoles publiques de l'État, à Paris, de la quantité d'étain annuellement employée par lui pour l'étamage des ustensiles de cuisine de l'un des plus grands établissements d'instruction publique, le lycée *Louis-le-Grand*. Le nombre des élèves, fonctionnaires et employés y prenant leurs repas s'élève dans ce lycée à 17 ou 18 cents, suivant l'année. Or la quantité d'étain nécessaire à l'étamage annuel de la vaisselle de cuivre de cet établissement pèse 25^{kil},500 grammes (1).

(1) Voici comment nous avons pu l'établir :

Il y a dans ce lycée : (A) — 2 marmites de 200 litres qu'on étame quatre fois par an ; (B) — 2 de 250 litres qu'on étame chaque mois ; (C) — 12 bassines d'une capacité variant de 5 à 100 litres qu'on étame aussi douze fois par an ; (D) — 8 plaques carrées à rôtir de 50 litres chacune environ, qu'on étame huit fois l'an ; (E) — 80 plats de 2 litres environ étamés chaque six mois ; (F) — 80 moules de 5 litres qu'on étame aussi chaque semestre ; (G) — 3 casseroles de 3 litres étamées chaque mois.

D'autre part j'ai constaté chez ce même industriel, que l'étamage d'une bassine de 150 litres demande environ 175 gram-

Voici les détails qui permettent d'établir ce chiffre :

CAPACITÉ de la vaisselle de cuivre étamée.	NOMBRE d'étamages annuels.	ÉTAIN employé pour un étamage.	QUANTITÉ D'ÉTAIN employé par an.
		gr.	gr.
A. — 2 marmites de 200 litres	4	390	1560
B. — 2 marmites de 150 litres	12	350	4200
C. — 12 bassines de 50 litres en moyenne	12	800	9600
D. — 8 plaques de 50 litres	8	600	4800
E. — 80 plats de 2 litres............	2	800	1600
F. — 80 moules de 5 litres............	2	1600	3200
G. — 3 casseroles de 3 litres	12	45	540

Total du poids de l'étain annuellement dépensé pour l'étamage..   25500

On peut admettre maintenant, pour ne rien exagérer, que 90 p. 100 de cet enduit d'étain sont enlevés par le récurage mécanique journalier des ustensiles, et que 10 p. 100 seulement passent dans les aliments. Cette introduction du plomb de l'étamage dans les matières ali-

mes d'étain si cette bassine avait déjà été étamée auparavant; à l'état de neuf il faudrait environ 200 grammes d'étain. Un bassin de 85 litres demande 110 grammes d'étain environ; enfin il faut 150 grammes d'étain pour étamer 10 casseroles de 3 litres.

mentaires est du reste facile à constater par une expérience vulgaire, mais que nous indiquons ici parce que chacun pourra la répéter. On sait que l'albumine de l'œuf contient une petite quantité de soufre qui peut facilement se combiner aux métaux. Or que l'on mette un œuf à cuire sur un plat de fer ou de cuivre étamé et l'on constatera facilement que, malgré la protection des corps gras, cette albumine emprunte à l'étamage une petite quantité de plomb qui vient former des stries et macules noirâtres faciles à voir sur le blanc de l'albumine coagulée. Les conditions d'attaque de l'alliage plombique ne sont certes pas favorables dans ce cas; le temps de la cuisson et du contact est peu prolongé. Le plomb n'en passe pas moins sensiblement dans l'albumine. De cette observation on peut conclure à ce qui peut avoir lieu avec les aliments habituels, salés, acides, sous l'influence de la friction des cuillères et des aliments eux-mêmes, surtout lorsque le cuivre métallique est à nu sur certains points et forme pile avec l'étain plombifère.

Je reviens à mes observations relatives au lycée Louis-le-Grand. On y consomme annuellement, avons-nous vu, environ 25^{kil},500 grammes d'étain d'étamage, et en admettant que le dixième

seulement passe dans les aliments, c'est 2500 gr.
d'étain pouvant contenir, ainsi qu'il est dit
plus haut, 5 p. 100 de plomb, c'est-à-dire
127 grammes de ce métal, qu'annuellement
1800 personnes reçoivent avec leurs aliments,
soit 70 milligrammes par tête et par an ou bien
enfin un peu moins de $0^{mgr},2$ par jour.

Cette quantité est certainement très petite,
mais il faut remarquer que nous avons pour
notre calcul admis toujours des minimum, et que
si au lieu de supposer que le dixième seulement
du plomb de l'étamage passe dans les aliments,
on admettait que le cinquième est ainsi absorbé,
c'est $0^{mgr},4$ de plomb qui serait quotidiennement
consommé ; que d'ailleurs cet étain loin de contenir 5 p. 100 seulement de plomb, en contient
quelquefois 10 et 20 p. 100 ; enfin que tôt ou tard
les conditions favorables à sa dissolution peuvent
se rencontrer parmi les multiples pratiques de
la préparation journalière des aliments.

Les recherches faites à Bordeaux par M. Jean-
nel, à Nantes par Bobierre, à Paris par Gobley (1)
et par Fordos permettent, avec les observations
personnelles que j'ai exposées ci-dessus, de con-

---

(1) Gobley, *Recherches sur la poterie d'étain et les étamages*
(*Bull. de l'Acad. de méd.*, t. XXXIII, p. 960, et *Annales d'hygiène*, 1869, 2ᵉ série, t. XXXI, p. 237.)

clure du reste que quelque faible qu'elle soit,
l'absorption du plomb par l'étamage est continue et certaine. Je me bornerai à citer ici
quelques-unes des expériences de Fordos (1).

Dans une casserole en fer battu de la capacité
de 3 litres, étamée à l'étain fin *au dire de l'éta-
meur* à qui on l'avait spécialement recommandée,
on mit 50 grammes d'une solution d'acide acétique à 2 p. 100. Au bout de 24 heures le liquide
fut retiré en ayant soin de le promener au préalable sur les parois du vase. La liqueur précipi-
tait *abondamment* par l'iodure de potassium. La
même expérience faite avec de l'eau vinaigrée
(vinaigre 10 ; eau 40) conduisit à des résultats
semblables.

Le plomb fut dosé dans les expériences précé-
dentes. On en trouva $0^{gr},065$; $0^{gr},078$; $0^{gr},038$ à
l'état de sulfate. Qu'on ne perde pas de vue que
l'ustensile employé *avait été étamé à l'étain fin*.

Mêmes résultats encore avec un poêlon de
cuivre étamé dans une bonne maison de Paris
encore *à l'étain fin*.

Remarquons que dans ces cas on s'était borné
à laisser séjourner dans ces vases une liqueur
faiblement acétique, mais que la dissolution du

(1) *Bull. de la Soc. chim.*, t. XXIII, p. 541.

plomb eut été bien autrement rapide avec une foule d'autres aliments acides ou salés qui peuvent contenir du vin, du vinaigre ou des acides végétaux.

Les accidents qui se produisent grâce au plomb de l'étamage sont certainement plus fréquents qu'on ne le croit, mais on s'est habitué à les attribuer le plus souvent à d'autres causes, en particulier à l'attaque du cuivre. Cette explication empêche toute autre enquête. Lorsqu'elle est faite avec soin, elle aboutit presque toujours à incriminer le plomb. Il y a peu d'années des indispositions graves éclatèrent dans un de nos grands établissements scolaires parisiens. Il fut établi qu'elles étaient de nature saturnique et l'on reconnut qu'elles étaient occasionnées par des aliments cuits dans des vases étamés avec l'étain plombifère. *L'analyse de l'étamage donna 35 p. 100 de plomb.*

Nous croyons donc fermement et nous nous faisons un devoir de redire encore une fois que la pratique de l'étamage tel qu'il se fait aujourd'hui est dangereuse et doit être abandonnée.

On sait que dans beaucoup de ménages on trouve installé dans la cuisine un grand fourneau dit *économique*, où la chaleur perdue des gaz du foyer est utilisée à échauffer un réservoir à eau

en cuivre jaune ou rouge étamé à l'intérieur.
Un robinet permet d'en extraire l'eau nécessaire à tous les usages domestiques. Dans ce
réservoir, l'eau toujours chaude et souvent re-
nouvelée, forme un dépôt qui n'est jamais bien
adhérent à cause de la température et des mouvements incessants du liquide ; ce dépôt se détache par plaques ou petites lamelles fines, qui
restent en suspension dans l'eau et ne tombent
que par le repos. J'ai voulu savoir si ce dépôt
contenait du plomb emprunté à l'étamage : j'ai
trouvé dans l'encroûtement du réservoir à eau
de mon fourneau installé depuis 7 ans, $0^{gr},74$
de plomb pour 100 grammes de matière sèche.

Ainsi ces eaux qui servent si fréquemment
aux usages alimentaires, et qui ne sont jamais
limpides au moment où elles sont tirées par le
robinet, *tiennent en suspension des parcelles d'un
dépôt qui contient* 3 *quarts de gramme de plomb
métallique pour* 100 ! N'est-ce pas là un vrai
danger ? N'est-il pas nécessaire que les règlements
sur l'étamage à l'étain fin s'exécutent sérieu-
sement ? Ou plutôt ne vaudrait-il pas mieux,
devant les difficultés de l'exécution pratique et
de la surveillance de tels règlements, revenir,
comme nous le disions, à la suppression de l'é-
tamage ? Je suis sur ce point absolument de

l'avis de M. Galippe. Je crois fermement que ce savant a rendu un signalé service en appelant l'attention sur les dangers de l'étamage, et en attribuant surtout au plomb les intoxications que l'on mettait généralement avant lui sur le compte des ustensiles de cuivre.

V. — Conclusions de ce chapitre.

Notre alimentation journalière, et spécialement la consommation des matières alimentaires conservées en boîtes métalliques soudées au moyen d'alliages plombifères, introduit d'une manière presque incessante dans l'économie des quantités de plomb très appréciables.

Les aliments les plus chargés du métal toxique sont les substances riches en corps gras, et en particulier les poissons, surtout ceux qui sont conservés à l'huile. Les légumes ne contiennent que de minimes quantités de plomb.

Les viandes se chargent de doses de plomb très variables et d'autant plus grandes sans doute qu'elles sont plus acides, que les surfaces de soudure sont plus étendues, que l'alliage au contact duquel elles séjournent est plus plombifère, que la matière alimentaire est plus grasse.

Les endaubages, ou viandes cuites et conser-

vées dans leur jus en vases clos, sont peu plombifères surtout si l'aliment s'y trouve presque à
sec ; c'est ce qui explique que, quoique consommées sur une vaste échelle, en particulier dans
la marine française, ces conserves n'aient pas
jusqu'ici produit d'accidents notoires. Elles
peuvent toutefois, et par exception, contenir
des doses de plomb dangereuses comme l'ont
montré MM. Schützenberger et Boutmy (1).

Les eaux potables par leur séjour dans des
réservoirs ou les tuyaux de plomb dissolvent
une petite proportion de ce métal. Elles sont
au contraire bues sans inconvénients lorsqu'elles n'ont fait que couler à pleins tuyaux à
travers des conduites de plomb où elles ne se
mélangent pas avec l'air.

Les eaux dites de Seltz, c'est-à-dire surchargées artificiellement d'acide carbonique,
peuvent contenir des quantités de plomb très
variables et d'autant plus grandes que les vases
où elles ont été fabriquées sont plus riches en
étain plombifère, que les eaux employées sont
plus pures, et peut-être aussi que la pression
du gaz carbonique est plus élevée.

Les boissons et les condiments acides, spé-

(1) Schutzenberger et Boutmy, *Les boîtes de conserves alimentaires* (*Ann. d'hyg.*, 1881, 3e série, t. V, p. 209).

cialement les vins blancs et le vinaigre, empruntent lentement aux parois des vases de cristal où on les conserve une quantité insignifiante de composés plombiques. La dose de plomb ainsi dissoute ne paraît jamais atteindre une limite dangereuse.

L'eau potable et surtout les vins, bières, etc., ou autres liqueurs acides, empruntent aux poteries vernissées au plomb des quantités souvent considérables de ce métal. On a constaté par leur usage de fréquentes intoxications.

Il en est de même de l'action qu'exercent sur la vaisselle d'étain ces liquides qui peuvent dans certains cas, même lorsqu'ils sont conservés dans des alliages très pauvres en plomb, se charger d'une quantité de ce métal très appréciable et toxique à courte échéance.

Le plomb est journellement emprunté à l'étamage de nos ustensiles culinaires et passe ainsi dans nos aliments les plus usuels en quantité très sensible, s'élevant en vingt-quatre heures à $0^{mgr},2$ au moins dans les conditions habituelles d'un bon étamage ; la dose de plomb peut quelquefois augmenter au point de faire éclater l'empoisonnement saturnin dûment constaté.

La pratique de l'étamage doit être considérée comme dangereuse.

CHAPITRE II

L'industrie livre au public les produits plombifères les plus divers. Nous avons déjà cité les
cuirs tannés et blanchis au plomb ; les dentelles et les soies chargées de ses sels ; les jouets
peints à la céruse, à la mine orange, au minium, au chromate de plomb ; les mèches à bri-
quets imprégnées de cette dernière substance ;
les toiles cirées plombifères ; nous pouvons
ajouter les cosmétiques et les fards, où les sels
du même métal entrent souvent à doses élevées
et dont l'emploi a été quelquefois suivi d'empoisonnements aigus. En 1881, le Conseil d'hygiène et de salubrité de la Seine nous chargeait
de lui faire un Rapport sur les toiles cirées
plombifères dont l'usage se répand de plus en
plus à l'insu du public. Nous allons dire ici
quelques mots de cette question et de celle des
cosmétiques si souvent fabriqués avec des sels
plombiques.

I. — Toiles vernies plombifères.

Il résulte des analyses faites par nous, ainsi qu'au laboratoire municipal, que beaucoup de toiles cirées vernies dont on recouvre aujourd'hui nos meubles, sous le nom de *moleskines*, et dont on revêt aussi l'intérieur des voitures d'enfants et de malades sont le plus souvent recouvertes d'un enduit plombique. Il faut particulièrement citer celles de couleurs bleues, grises et vertes, claires ou foncées. La quantité de plomb calculée à l'état métallique qu'on y trouve par mètre carré atteint facilement le poids de 280 grammes et plus. D'après un dosage venu de l'étranger on aurait trouvé en Suisse 134 grammes de plomb par mètre carré de ces tissus. J'ai obtenu moi-même dans quelques cas des poids plus élevés encore.

Nous n'oserions affirmer avec le médecin suisse auquel nous venons de faire allusion, que de nombreux empoisonnements par le plomb aient été observés chez de jeunes enfants pour lesquels on faisait usage des voitures recouvertes de ces toiles vernies. Abandonnés à eux-mêmes, dit-il, il leur arrive de lécher ou de sucer la toile de leur petit véhicule et de

s'empoisonner ainsi lentement. Mais n'est-il
pas imprudent de mettre à leur portée une
substance aussi dangereuse? Même quand on
les surveille, l'enfant ou le malade reçoivent les
poussières ou les écailles qui se détachent aisément de toutes les parties de la toile où se
renouvellent les mêmes plis. Leur sueur acide
peut dissoudre au contact, malgré l'enduit oléo-
résineux, une certaine dose de sel de plomb dès
lors aisément absorbable par la peau, enfin tout
le monde connaît la manie des jeunes enfants
de porter à leur bouche tout ce qui tombe sous
leur main. Il n'y aurait donc pas eu d'accidents
constatés que nous croirions très prudent de renoncer pour les voitures d'enfants et de malades,
de même que pour le revêtement de nos meubles,
à ces toiles enduites d'une matière toxique.

Pendant que nous nous préoccupions de cette
question, nous nous sommes demandé si les toiles cirées blanches auxquelles on sait si bien
aujourd'hui donner toutes les apparences du
linge damassé, et dont il est devenu de mode
de couvrir nos tables de salle à manger, au
moins pour le repas du matin, ne devraient pas
elles aussi leur lustre et leur reflet à une composition plombique. Nous avons donc soumis à
l'analyse une lisière de la toile cirée blanche

de notre propre table, et de celle un peu plus grisâtre qu'employait au même usage l'un de nos amis. Elles avaient été achetées l'une et l'autre dans deux grands magasins de Paris. La première avait assez bien résisté à 18 mois d'usage et n'était écaillée que sur ses bords; elle était souple, agréable à la main; alors qu'elle était à l'état de neuf, elle imitait parfaitement le beau linge. La seconde était de qualité inférieure, plus sèche au palper, elle s'était écaillée par place, éraillée, elle avait jauni notablement au bout d'un an. On trouva dans la première pour 30 centimètres carrés 1^{gr},452 de *sulfate de plomb*. Cette toile contenait donc le poids énorme de 330 grammes de plomb (calculé à l'état métallique) par mètre carré, soit plus de 400 grammes de céruse sur cette superficie de 1 mètre. La seconde donna, pour la même surface de 1 mètre carré, 117 grammes de plomb, soit près de 150 grammes de céruse.

S'il est dangereux de tapisser d'un sel plombique les meubles et voitures d'enfants et de malades, *à fortiori* doit-il l'être d'en recouvrir nos tables à manger. Au bout de peu de temps ces toiles cirées s'écaillent, leurs poussières viennent au contact de nos mains, de nos aliments, de nos ustensiles. Les liquides acides, le vinaigre entre autres et le vin, peuvent s'écouler à leur surface, y dissoudre lentement les sels de plomb et donner des acétates solubles qu'un lavage toujours imparfait enlève mal, et que nous récoltons au repas prochain. Nous sommes ainsi sous le coup d'un incessant danger et il serait imprudent de ne s'en point préoccuper.

Je concluais donc à la prohibition de la fabrication et de la vente de ces toiles cirées, et le Conseil par son vote unanime (séance du 22 juillet 1881) approuva ces conclusions et demanda le renvoi du Rapport à M. le Ministre de l'agriculture et du commerce. J'ai le déplaisir de constater que la vente de ces toiles cirées plombifères se continue encore aujourd'hui au moins à Paris, malgré les votes des Conseils compétents.

II. — Fards et cosmétiques

Il résulte des analyses faites par divers chimistes, notamment à l'École supérieure de pharmacie de Paris et au laboratoire municipal, que les fabricants ou débitants de parfumerie mettent en vente sous le nom de *laits*, *teintures*, *pommades*, *fards*, etc., des produits contenant des substances vénéneuses et principalement des sels de plomb.

Des cas d'intoxication grave dus à leur emploi
ont été signalés au Conseil d'hygiène et de salubrité, et cités dans divers journaux scientifiques.

On ne saurait imaginer jusqu'où peut aller
l'imprudence, l'impudence des fabricants de ces
produits destinés à être mis en vente et employés
par les personnes les moins capables de se préoccuper des effets éminemment dangereux de
ces teintures et pommades destinées à être mises
en contact direct avec telle ou telle partie de
la peau ou des muqueuses. On y trouve du cya-
nure de potassium, des sels de mercure, de cuivre, d'argent, de l'extrait de cantharides, etc.,
enfin le plus généralement des sels de plomb.

Nous ne voulons, ni ne pouvons faire ici
l'étude de ces diverses et trop nombreuses préparations de toilette ; il nous suffira de donner
dans un tableau le nom et la composition ap-
prochée de quelques-unes des plus employées,
telle qu'elle a été relevée en particulier dans les
laboratoires de l'École de pharmacie de Paris :

Noms des cosmétiques.	Composition.
Eau de Castille............	Hyposulfite de soude et acétate de plomb.
Eau Figaro (Effets en 8 jours).	Nitrate de plomb et hyposulfite de soude.
Eau Figaro (Effets en 2 jours).	Nitrate d'argent.

Noms des cosmétiques.	Composition.
Eau Windsor...........	Oxyde de plomb et acide du soufre.
Eau Allen..............	id.
Eau des Fées...........	Hyposulfite de soude et plomb.
Eau Magique	Oxyde de plomb et acide du soufre.
Nuancine .....,........	id.
Eau Lemoine...........	id.
Ayer's hair Vigor.......	id.
Teinture Cordier........	id.
Eau du Serpent........	Nitrate d'argent.
Teinture Rafin..........	Nitrate d'argent et ammoniaque.
Teinture Demotron......	id.
Teinture Lecharbonier...	Nitrate d'argent, sulfate de cuivre, ammoniaque.
Eau de Ninon...........	Oxyde de bismuth.
Eau de Ninon (autre)....	Mercure.
Eau des Lys...........	Protochlorure de mercure.
Lait antéphélique de Caudès...............,....	Bichlorure de mercure et oxyde de plomb.

Je pense que tout le monde sera convaincu à la lecture de cette liste du danger de mettre entre les mains du public de pareilles préparations. Pour ne pas contenir toutes du plomb, elles n'en sont pas moins toutes fort nuisibles, et les accidents les plus graves ont été constatés, disions-nous, à la suite de leur emploi. Le Conseil d'hygiène et de salubrité de la Seine a conclu à l'interdiction absolue de la fabrication et de la vente de ces matières éminemment vénéneuses. Elles n'en continuent pas moins à s'employer et à se vendre sur une très large échelle.

CHAPITRE III

EFFETS DES PETITES DOSES DE PLOMB JOURNELLEMENT
ABSORBÉES.

On ne saurait se faire d'illusions et penser
que, parce que chacune des doses de plomb
que nous absorbons tous les jours sous une
foule de formes est minime, l'absorption du
toxique ne se fait pas, ou qu'elle soit sans
importance réelle parce que des accidents aigus,
éclatants, n'en démontrent pas le danger im-
médiat. Les quantités de plomb emmagasinées
par ces diverses voies sont réelles et pondé-
rables. L'étamage de nos ustensiles, nous l'avons
vu, nous fournit à lui seul tous les jours près
de 1/2 milligramme de plomb à l'état d'acétate
ou de tartrate. Et puisque l'absorption est bien
constatée, l'influence lente, progressive, souvent
obscure au début, exercée par ces doses faibles
mais continues d'un poison difficile à éliminer
et agissant notoirement sur le système nerveux
central ne saurait, dans aucun cas, être considérée comme négligeable.

De toute part le plomb nous envahit, nous enveloppe et nous pénètre. On persiste à en enduire nos murs et nos meubles et c'est au milieu des poussières plombiques qui tendent à s'en détacher sans cesse que nous vivons (1). On en revêt nos aliments, on en soude ces boîtes de conserves de légumes, de viandes, de poisson aujourd'hui d'un usage si répandu, on y enferme précieusement nos chocolats, nos fromages, notre tabac. On le laisse s'introduire dans nos eaux de boisson, nos eaux de Seltz; on en imprègne nos tissus, nos dentelles et jusqu'à nos chaussures; notre vaisselle culinaire est recouverte d'un alliage plombique; nos vases de faïence sont vernis d'un borosilicate de plomb; nos cristaux contiennent jusqu'à 40 pour 100 de leur poids d'oxyde de ce métal; enfin, j'ai trouvé de 150 à 300 grammes de plomb par mètre carré sur les toiles vernies imitant le linge, dont il est de mode aujourd'hui de recouvrir les tables de nos salles à manger, et

(1) Voir ce que je dis dans le chapitre suivant de cette déplorable pratique de la peinture à la céruse, de ce concert d'inertie et d'intérêts divers qui prolonge un état de choses auquel le remède est depuis longtemps trouvé. Les architectes et peintres les plus recommandables et les plus instruits que j'ai consultés ont tous attribué la persistance de l'emploi de la céruse à l'ignorance ou au mauvais vouloir.

sur lesquelles nous prenons souvent nos repas.

On ne saurait douter que le plomb arrivant ainsi journellement au contact de la peau, de l'estomac et des poumons dans le milieu en apparence normal où nous vivons, ne pénètre avec nos aliments les plus ordinaires et ne soit continuellement absorbé. *Aussi le trouve-t-on aujourd'hui presque toujours dans les cendres de nos organes*, pourvu qu'on suive les méthodes que j'ai précédemment indiquées. Depuis longtemps déjà Devergie, se plaçant à un point de vue purement toxicologique, l'y avait signalé et même dosé. Voici quelques-uns de ses nombres :

	Plomb en milligrammes.
Estomac d'un enfant de 8 ans..........	4
Canal intestinal d'un enfant de 14 ans..	25
Estomac d'une femme saine...........	20
Intestins.......................	30 à 40
Intestins d'un homme................	25 à 35
Vésicule du fiel...................	3
Intestins d'une phthisique...........	10
Cerveau de la même (1)..............	6

Ces expériences furent confirmées par Barse, Legrip, et enfin par Orfila (2) en 1847 et par Millon en 1848 (3).

(1) On avait pris 500 grammes de cerveau : celui-ci contenait donc 12 milligrammes de plomb par kilogr.

(2) Orfila, *Bull. Acad. de méd.*, séance du 8 juin 1847.

(3) Millon, *Annuaire de chimie*, 1848, p. 459.

L'origine de ce plomb se trouve principalement dans les petites quantités que nous en absorbons, d'une part, avec nos matières alimentaires, de l'autre, à l'état de poussières de céruse ; ces doses, nous l'avons vu, deviennent bien autrement 'grandes chez ceux qui consomment plus spécialement certains aliments conservés, ou qui se servent d'ustensiles mal étamés. Chez les ouvriers qui travaillent le plomb et ses préparations multiples, elles sont tout à fait hors de proportions avec ce que l'organisme peut supporter et éliminer.

A prolonger cet état de choses il y a, croyons-nous, un danger réel ; danger latent, insidieux, mais continu et certain, étant données la toxicité et souvent l'intolérance de l'économie pour ce métal, pris même à faibles doses, et la démonstration de son existence dans un grand nombre de nos aliments et de nos boissons.

Nous pensons avoir prouvé que ce danger existe, que l'absorption journalière du plomb est certaine, qu'il y a lieu de s'en préoccuper et d'y remédier.

Il ne faut toutefois rien exagérer ; j'ai montré que les appréhensions que pouvait raisonnablement faire naître l'usage continu des eaux de boisson ayant simplement traversé des tuyaux de plomb, n'étaient généralement pas fondées; que les conserves alimentaires de légumes ne contiennent souvent qu'une quantité de plomb minime (1); que l'existence même de ces petites doses dans notre alimentation journalière, sans qu'elles entraînent d'accidents bien sensibles, est une démonstration probante qu'il n'y a pas lieu de se préoccuper outre mesure, comme on l'a fait quelquefois, de l'absorption des très faibles doses.

Mais il n'en est pas de même de certains aliments, en particulier des substances grasses, des poissons et des viandes qui peuvent contenir des quantités de métal toxique souvent considérables. Je crois que leur consommation, dans les

---

(1) Ce n'est pas pourtant une raison suffisante pour n'en pas tenir compte. Nous prenons du plomb sous tant de formes qu'il est prudent d'en éviter les moindres parcelles. Les doses de plomb empruntées aux parois et aux soudures des boîtes de conserves de légumes ne sont pas d'ailleurs négligeables; quelquefois même des accidents immédiats ont été observés. Je tiens d'un professeur de la Faculté de médecine de Paris que sept personnes de sa famille furent prises d'accidents toxiques : vomissements, diarrhée, coliques persistantes, à la suite d'un repas où avaient été consommées deux boîtes de petits pois. Les seules personnes atteintes furent celles qui avaient mangé de ces légumes. Tous les autres aliments et condiments examinés et analysés, ne présentèrent rien de notable. Des accidents analogues ont été aussi signalés à la suite de l'absorption de conserves de poissons.

conditions où on les prépare et les conserve
actuellement, est un véritable danger public.

Nous en dirons autant des inconvénients de
l'étamage trop souvent riche en plomb dont
on recouvre la plupart de nos ustensiles culinaires.

Nous pensons qu'il faut faire tous nos efforts
pour éviter dans nos aliments journaliers même
les doses les plus faibles de plomb. La répétition de ces petites quantités de toxique et
leur accumulation dans l'économie constituent
un incessant danger.

A ces observations on objectera qu'un métal
aussi répandu que le plomb, et que nous consommons ainsi tous les jours à dose pondérable,
paraît ne pas être aussi dangereux qu'on l'avait
tout d'abord pensé ; que personne n'est, sans
doute, encore mort empoisonné par les conserves Appert, par des eaux ayant séjourné
dans des tuyaux de plomb, par des aliments
préparés dans de la vaisselle mal étamée ; que
les petites doses de ce métal sont probablement en
partie non assimilées, en partie tolérées par
l'économie : en un mot qu'il n'y a pas lieu de
se préoccuper d'une substance dont les effets à
très faible dose ne paraissent pas évidents
n'étant ni immédiats ni aigus.

A ces objections je réponds : que de graves accidents ont été observés, nous l'avons vu plus haut,
et que c'est bien arbitrairement qu'on les a souvent attribués à la mauvaise qualité des aliments, à l'existence de ptomaïnes qu'on n'y
rencontre jamais qu'en très minime proportion, au cuivre dont les sels à petites doses
sont inoffensifs ainsi qu'on l'a démontré, etc.

J'observerai encore une fois que si par nos
aliments et nos boissons nous ne sommes exposés à recevoir que de faibles doses de plomb,
cette absorption est de tous les jours et que ces
petites doses finissent, en s'additionnant, par
faire des poids notables ; si bien que la répétition
incessante de cette cause d'affaiblissement de
l'économie ne saurait être innocente.

Je répondrai encore que la petitesse même de
ces doses assure l'absorption complète du poison ; que le plomb sous toutes ses formes, carbonate, sulfate, oxyde, etc., est assimilable, et
qu'il est aujourd'hui démontré que, sous de
faibles poids, toutes ses combinaisons même
les plus insolubles finissent, d'après les expériences de M. Melsens en particulier, par amener l'intoxication saturnine.

J'ajouterai aussi que le plomb est un métal
d'autant plus suspect que ses premiers effets

sont lents, obscurs, insidieux, faciles à confondre avec ceux de beaucoup d'autres agents débilitants. La gastralgie, l'inappétence, la lenteur des digestions, les constipations opiniâtres, les coliques sèches sont des préliminaires de l'intoxication plombique confirmée, et l'on peut attribuer d'autant mieux à d'autres causes l'apparition de ces prodrômes que leur durée est souvent de plusieurs mois. Mais, dans nombre de cas, l'empoisonnement saturnin avec liseré plombique, encéphalopathie, délire, coliques violentes, etc., sont venus confirmer ces premiers signes (1). Du reste, comment ne pas laisser au début dans la grande majorité des cas, passer inaperçue la vraie cause de ces symptômes d'affaiblissement de l'économie par le plomb quand on sait qu'on a si longtemps nié l'origine des empoisonnements confirmés eux-mêmes ! Combien de temps n'a-t-on pas discuté sur l'étiologie de la

(1) Voir dans la *Revue d'hygiène*, t. I, p. 447, l'histoire de l'intoxication par des eaux potables ne faisant que traverser des tuyaux de plomb neufs, de toute une famille parisienne. Les prodrômes mal définis : anémie, inappétence, gastralgie, coliques sèches, durèrent plusieurs mois. Ce ne fut que fort lentement que l'empoisonnement aigu confirmé éclata et devint très grave. Voyez aussi dans le même recueil, t. II, p. 712, le compte rendu de plusieurs cas de saturnisme que l'on a dû attribuer à l'usage d'eau de source prise en boisson après avoir traversé des tuyaux de plomb.

colique sèche du Poitou, de Madrid, des pays chauds? etc. (1).

Je répondrai enfin à ceux qui nient l'influence sensible de l'absorption des plus faibles doses de plomb que les effets des minimes quantités des diverses préparations de ce métal peuvent quelquefois manifestement éclater par tous les symptômes d'une intoxication saturnine confirmée, entre autres lorsque le fonctionnement du tissu rénal ne se fait qu'imparfaitement, dans la maladie de Bright, etc.

Il faut, dans le plus grand nombre des cas, pour voir éclater l'empoisonnement plombique aigu absorber une dose de toxique fort notable. En effet, d'après mes observations sur les ouvriers des usines qui travaillent le plomb et les faits rapportés plus loin dans le présent ouvrage, nous pensons que *la tolérance de l'économie pour le plomb et ses préparations est extrêmement variable*, et que l'absorption journalière de ce métal peut être quelquefois presque indéfiniment continuée sans amener ces accidents saturnins classiques que

(1) Lefèvre a montré que cette affection, autrefois très répandue dans la marine française, et que l'on attribuait à une foule de causes vagues, banales ou spéciales aux pays chauds, est due seulement à l'absorption du plomb. Un vaisseau de haut bord contenait à cette époque (1859) en aménagements, peintures, etc..., *quatorze mille kilogrammes de plomb*.

seuls l'on tient aujourd'hui pour caractéristiques.

L'expérience thérapeutique montre déjà qu'un
adulte peut, au moins durant quelques jours,
absorber de 100 à 300 milligrammes au moins
d'acétate de plomb cristallisé (soit 54 à 160 milligrammes de plomb métallique) par vingt-quatre
heures sans observer d'empoisonnement aigu.
Mais nous pensons que ces doses, quoiqu'elles
soient souvent tolérées en apparence, ne seraient
pas acceptées par tous sans graves inconvénients,
et surtout ne seraient pas indéfiniment tolérées.
Pour que les accidents saturnins chroniques se
produisent, il suffit de bien plus faibles quantités
si l'absorption du poison est continue; et quoiqu'il y ait des différences considérables pour
chaque âge, chaque tempérament, chaque mode
d'alimentation et de vivre, nous pouvons considérer comme certain que l'introduction journalière dans l'économie de 8 à 10 milligrammes de
plomb ne peut être longtemps continuée sans
compromettre gravement la santé.

A cet égard, en effet, l'ancienne mais très
instructive observation de M. H. Gueneau de
Mussy, nous donne un renseignement pondéral
très important. Au château de Claremont, 13
personnes sur 38, buvant la même eau plombifère, furent intoxiquées. Ces eaux contenaient

14 milligrammes de plomb par litre. En admettant comme un minimum que chacun des habitants du château but un litre d'eau par jour,
on voit que 25 personnes sur 38, soit 66 p. 100,
ont pu absorber 14 milligrammes de plomb par
24 heures sans être notoirement intoxiquées;
33 pour 100 seulement ont été plus ou moins gravement atteintes dans ces conditions bien définies.

Je pense que cette limite de 14 milligrammes
par jour peut être encore quelquefois dépassée
sans que survienne l'ensemble des désordres
que l'on considère comme pathognomoniques
de l'empoisonnement classique par le plomb.
Dans les fabriques de céruse et minium de
Paris, vivant depuis des années dans un milieu
chargé de poussières plombiques qu'ils absorbent
par la bouche, les narines, la surface cutanée,
j'ai vu de vieux ouvriers, des contre-maîtres,
des chefs-d'usine (1), n'ayant jamais présenté
les symptômes de l'empoisonnement plombique

(1) J'ai vu entre autres un contre-maître allemand qui est
encore à l'usine B..., à Paris, où on l'emploie depuis 25 ans.
La couleur ictériforme de sa face, l'amaigrissement, la dépression des forces, étaient frappantes chez lui sans que jamais il
eut ressenti, disait-il, de coliques proprement dites. Je pour-
rais aussi citer l'ancien directeur de l'usine de C... qui, à
l'époque de ma visite, niait en se basant sur sa propre santé
l'intoxication plombique lente dont il était profondément atteint,
et qui contribua peu de temps après à sa mort.

confirmé, tels que coliques, encéphalopathie, paralysie ou délire saturnin, etc. Ils n'en offraient pas moins cet ensemble des signes d'une profonde déchéance de l'économie que l'on a -signalés au début de l'intoxication plombique, mais qui se retrouvent au cours d'une foule d'intoxications métalliques ou de maladies très diverses, telles que le cancer, les affections du foie, les fièvres rémittentes et intermittentes chroniques, etc., savoir : l'anémie à un degré notable avec anorexie et souvent dyspepsie, l'amaigrissement, la teinte blafarde ou terreuse de la peau, la dépression des forces musculaires, l'insomnie, les douleurs vagues, etc., symptômes qui traduisent par leur réunion l'allanguissement des phénomènes d'assimilation et de régénération des tissus et l'affaiblissement de la vie organique.

Ce sont ces mêmes signes qui marquent les premiers l'état de souffrance de l'économie avant que l'intoxication saturnique confirmée ne se soit déclarée. Leur cause et plus tard leur filiation avec les symptômes classiques du saturnisme sont patentes chez ceux qui notoirement manient le plomb. Ils resteraient au début très obscurs si l'on ne connaissait pas la profession de ces ouvriers. Or, je demande si les signes précédents font défaut au sein de ces populations qui ont

adopté depuis quelques années un régime et des
habitudes d'où résultént forcément, comme nous
l'avons vu, l'absorption continue du plomb à
petites doses par l'alimentation de tous les jours?
Je demande s'il est prudent de persister dans ces
errements qui sont une cause notoire d'affaiblissement venant s'ajouter à tant d'autres? Je demande
si l'on croit bien sage d'attendre, comme on l'a
fait dans cet établissement public d'éducation auquel nous faisions allûsion plus haut, d'attendre
que l'intoxication saturnique éclate avec tous ses
symptômes graves et définitifs pour admettre
l'imminence du danger et songer à le prévenir?

Le plomb est un dangereux toxique. Les
exemples de saturnisme résultant de l'absorption continue des doses les plus minimes rem-
plissent les annales de la science. Je me bornerai à rappeler l'observation rapportée par
M. Le Roy de Méricourt, citée plus haut, de l'empoisonnement par des eaux ayant simplement
passé à travers des bonbonnes de grès vernissées
à l'alquifoux. Je rappellerai l'histoire de cette
dame intoxiquée par la vapeur de sa chauffe-
rette où l'on brûlait du charbon de bois préalablement recouvert de peinture à la céruse. Je
citerai encore l'observation, faite par M. le Dᵣ Magnier de la Source, d'un chimiste de Paris bien

connu ayant contracté une paralysie de l'exten-
seur de l'avant-bras gauche pour avoir simplement et à diverses reprises malaxé dans le creux
de la main de ce côté un mastic légèrement
plombifère dont il se servait pour modeler.
Lorsqu'il s'agit d'une substance dont les effets
sont si redoutables, osera-t-on, parce que les
accidents aigus ou chroniques caractéristiques
sont, en dehors des peintres et des cerusiers,
souvent obscurs à leurs débuts, disons même
rares, affirmer que l'influence de l'absorption
continue des petites quantités de plomb est
négligeable?

Il me paraît superflu d'appuyer de nouvelles
preuves la démonstration de la toxicité du
plomb pris à ces minimes doses. Il ne suffit
pas, pour établir la thèse contraire, de se fonder
sur des observations trop générales ou trop
superficielles, faites sans motifs exprès de contrôle ; de dire que nos populations, nos marins,
nos soldats, consomment depuis longtemps des
aliments plombifères sans grave et éclatant
désavantage pour leur santé. Il faut que ceux
qui pensent que le plomb pris à ces faibles
doses ne présente aucun inconvénient, fassent
cette démonstration. La preuve inverse nous
semble au contraire être aujourd'hui scientifique-

ment établie. Les observations consignées dans
ce travail démontrent, il est vrai, que nous pouvons longtemps consommer de petites quantités
de plomb sans être notoirement saturnisés, mais
elles ne démontrent pas que ces doses toxiques,
quand il s'agit de constitutions très accessibles
à l'influence du poison, doivent être considérées
comme inoffensives dans tous les autres cas, et
que, parce que leurs effets ne sont ni graves ni
éclatants, leur action sur la santé publique soit
négligeable.

Pour nous, nous regardons la répétition des
faibles doses de plomb comme fort préjudiciable à
la santé. En effet, dès le début de l'empoisonnement saturnin la nutrition et l'innervation sont
profondément altérées ; la déglobulisation avan-
cée ; l'albuminurie imminente ou déjà établie.

Dans un fort bon travail sur le saturnisme (1), M. E. Gaucher étudiant expérimen-
talement l'influence sur les diverses fonctions
de l'intoxication plombique à partir du début,
arrive aux conclusions suivantes :

1° La nutrition dans l'intoxication par le
plomb est considérablement ralentie. En effet, la
désassimilation se ralentit ; la densité de l'urine

_____

(1) Gaucher, *Revue de médecine* pour 1881, p. 877.

diminue; l'élimination de l'urée peut être réduite
au cinquième de l'état normal ; celle du chlore
s'abaisse dans les mêmes proportions. L'acide
phosphorique excrété, peut tomber au-dessous de
la moitié ou même du tiers de la normale. Au
cours de cette intoxication et *déjà dès le début*,
les échanges physiologiques ne s'opèrent donc
plus que très difficilement, et la nutrition générale est notablement affaiblie.

2° Pendant la période active de l'intoxication,
les globules rouges du sang sont détruits en
grande quantité. Les produits de cette destruction
donnent lieu, d'une part, à l'ictère saturnin,
d'autre part, à l'élimination abondante par
les urines du pigment sanguin. De là résulte
l'anémie précoce du patient. Cette anémie est
bien la conséquence et non la cause de l'affaiblissement de la nutrition générale, car cet
arrêt de la nutrition qu'indique le ralentisse-
ment des éliminations urinaires, se constate
dès le début de l'intoxication, pendant sa période active, alors que l'anémie n'a pas encore
paru.

La déglobulisation peut s'observer dès que
l'organisme ressent les premiers effets du
plomb. Si l'on examine les urines d'un saturnin
durant la phase active de l'intoxication, on les

trouvera toujours très colorées par un pigment résultant de la destruction de l'hémoglobine qui proportionnellement disparaît du sang. Bientôt la teinte des urines tombe au-dessous de la normale et affecte les nuances propres à celles des anémiques. Mais alors que ces urines ont pâli, on y voit de temps à autre, sous diverses influences, reparaître la matière colorante d'origine hématique. Le plomb et la matière colorante du sang s'éliminent ainsi par des décharges successives qui coïncident chacune avec des périodes nouvelles de destruction globulaire.

3° Chez les saturnins, au début et dès que les urines sont chargées de pigment, on observe l'oligurie; puis, quand ces urines deviennent de plus en plus claires, cette oligurie fait place à une polyurie assez abondante. Les malades peuvent éliminer jusqu'à 5 litres d'urine par jour, en moyenne 2 litres et demi. Cette abondance de la sécrétion urinaire ne coïncide pas à ce moment avec une lésion rénale; ce n'est que plus tard seulement qu'apparaît la néphrite interstitielle.

4° On observe chez les saturnins plus souvent qu'une véritable albuminurie brightique permanente, une albuminurie transitoire avec albumine spéciale, se rétractant mal quand on vient

à la coaguler par la chaleur. Cette albuminurie
d'origine toxique est due à une altération profonde de la vie des éléments anatomiques. Elle a
été signalée dans toutes les intoxications (plomb,
mercure), dans les fièvres graves infectieuses
(fièvre typhoïde), dans les fièvres éruptives,
dans le rhumatisme, la pneumonie, l'érysipèle,
l'infection purulente, etc. (*Bouchard*). L'albuminurie avec albumine rétractile correspond à la
néphrite interstitielle et n'apparaît que plus
tardivement. L'albuminurie spécifique du début
du saturnisme ne dure que quelques jours.

5° L'élimination des substances médicamen-
teuses est ralentie chez les individus intoxiqués
par le plomb; elle se fait par saccades comme
la nutrition et la désassimilation elles-mêmes.

Chez les saturnins, le plomb a été absorbé
par la peau et par le poumon, mais surtout par
la bouche et le tube digestif. Il s'est dissous à
l'état de chlorure et d'albuminate (1) et a pénétré
dans l'économie par les capillaires intestinaux.
S'il n'est pas en trop grande proportion, il
traverse le foie, arrive dans le sang, et de là se
répand dans les divers organes. Lorsqu'il est

---

(1) J'ai montré (voy. *Bull. Soc. chim.*, t. XXV) que l'oxyde
de plomb se dissout dans l'albumine en quantité très considérable et donne ainsi un albuminate soluble.

peu abondant, il se désassimile bientôt par les
urines, la peau, les mucus, les épithéliums, non
sans avoir impressionné péniblement l'économie,
comme toute substance toxique. Cet état anor-
mal se traduit par les symptômes relativement
légers d'anémie, de dyspepsie, d'amaigrissement,
de dépression des forces que nous indiquions
plus haut. Là se bornent les signes sensibles de
l'intoxication plombique par de très faibles doses
comme celles que nous absorbons chaque jour.
Mais si ces doses augmentent, le plomb se dépose
en partie sur les muqueuses buccales, stoma-
cales et intestinales (1) qu'il pénètre lentement
par une sorte d'imbibition, déterminant par
sa présence un travail d'irritation qui peut aller
jusqu'à la sclérose, tandis que les fibres lisses
de l'intestin entrent peu à peu en dégénéres-
cence graisseuse sur un grand nombre de

---

(1) Le liséré saturnin des gencives est formé de sulfure de
plomb. Il blanchit manifestement, en effet, par l'eau oxygénée
qui le transforme sur place en sulfate. Il est principalement
produit par le dépôt des poussières plombiques qui pénètrent
lentement et comme mécaniquement les muqueuses. Il peut ne
pas exister dans certains cas, si le sujet n'a pas absorbé par
la bouche des poussières plombifères. Il est le signe extérieur de l'absorption continue et pour ainsi dire mécanique du
poison, mais ne caractérise pas l'empoisonnement chronique
proprement dit. Il peut exister sans qu'on observe aucun
phénomène d'intoxication proprement dite; il peut ne pas
exister dans des intoxications saturniques confirmées.

points d'après Küssmaul et Meyer. La portion
du toxique qui ne s'est pas fixée sur le tube
digestif arrive au foie, s'y dépose en partie sous
forme d'albuminates ou de sels biliaires insolubles, et produit la rétraction hépatique signalée par M. Potain, phénomène dû sans doute
à la contraction spasmodique des vaisseaux. Une
autre portion du plomb, que le foie n'a pu arrêter au passage, pénètre dans le sang qu'il déglo-
bulise et par lui dans le système nerveux qui assi-
mile une partie du poison, et dont la souffrance
se traduit d'abord par un affaiblissement très
notable de la nutrition générale, comme on en a
donné plus haut la preuve, et plus tard par l'encéphalopathie, l'insomnie, l'hypéresthésie et les
paralysies saturnines, la lenteur et le retard
considérable des phénomènes réflexes de sensibilité, ainsi que par les lésions des organes de
la vision, du goût, de l'ouïe (Brouardel). A ce
moment, le plomb s'est fixé dans le sang, les
muscles, le foie, les reins, le cerveau et les os.

De ces divers organes il est d'autant plus
lentement éliminé que la dose de toxique en
les pénétrant plus profondément a diminué,
leur puissance désassimilatrice, impressionné
en agissant sur le système nerveux central
l'ensemble des fonctions vitales, et en altérant la

structure intime des reins, en partie enrayé l'é-
limination si importante du poison par les urines.

C'est en ce sens que le plomb s'accumule dans
l'économie ; mais nous ne croyons pas qu'il
s'y emmagasine, comme on le pense, jusqu'au
moment où la dose de toxique devient suffisante
pour qu'éclate l'empoisonnement saturnin aigu.
Les faits de l'absorption journalière, continue,
d'une dose fort notable de plomb sans accidents
saturnins notoires, même au bout d'un temps
très long, s'opposent absolument à cette vue
théorique.

Aussi longtemps que la quantité de plomb
désassimilé peut égaler celle qui est journellement absorbée, l'intoxication saturnique proprement dite n'apparaît pas, voilà tout. Le
plomb circule lentement, s'assimilant et se désas-
similant en quantités à peu près égales, jusqu'au
jour où une augmentation dans la dose du toxique (1), un arrêt dans sa désassimilation, une
altération du rein, un affaiblissement dans les
réactions de résistance vitale, un épuisement de
tolérance de l'économie, laissent éclater les

(1) Depuis longtemps M. Melsens a démontré que des doses
relativement élevées de plomb et de mercure pouvaient être
absorbées sans accidents graves, mais que tout à coup ces
poisons pour ainsi dire assimilés et rendus insolubles, peuvent
devenir solubles et redoutables. Par exemple, si l'on donne à

phénomènes de l'empoisonnement saturnin aigu ou chronique.

De cette constatation que l'usage depuis longtemps continué d'aliments et de boissons plombiférées ne produit que rarement de graves accidents, convient-il de passer condamnation sur l'état de choses actuel et d'accepter, au nom d'un commode et dangereux optimisme ou des intérêts de l'industrie, la consommation journalière d'un métal réputé jusqu'ici fort dangereux? Je ne le pense pas. Si l'on tolère l'introduction du plomb dans notre alimentation journalière, je demande où s'arrêtera la tolérance. Jugera-t-on que ce métal est nuisible à un gramme et qu'il ne l'est pas à un décigramme, à un centigramme, à un milligramme par jour? Ne vaut-il pas mieux, suivant les règles d'une prudente et sérieuse hygiène, faire le possible pour éloigner cette cause notoire, incessante, d'affaiblissement de la santé publique?

Nous devons faire tout ce qu'il est possible pour éviter l'introduction du plomb dans nos aliments et dans nos boissons, et pour obliger les fabri-

l'homme ou aux animaux modérément saturnisés ou hydrargyrisés de l'iodure de potassium; l'intoxication apparaît alors et le malade ou l'animal peuvent même succomber à ses effets. (Voir *Ann. chim. phys.*, 3ᵉ série, t. XXVI, p. 252.)

cants et industriels à se conformer aux lois et règlements qui régissent prudemment la matière.

Ces règlements exigent que *le plomb*, le zinc et même le fer galvanisé soient repoussés de la *fabrication des vases destinés à préparer et à conserver les aliments et les boissons* (1). Ils ordonnent en particulier pour les conserves Appert, qu'à partir du 1ᵉʳ août 1881, toute boîte de conserve alimentaire mise en vente soit faite de fer-blanc étamé à l'étain fin, et à soudures extérieures (2). Or, à l'heure actuelle, notre vaisselle culinaire est très généralement recouverte d'étain plombifère, et la majeure partie des conserves françaises ou étrangères vendues en France sont à soudures intérieures faites d'un alliage qui peut contenir jusqu'aux deux tiers de son poids de plomb !

Les observations personnelles que j'ai résumées dans le précédent chapitre montrent par des dosages nombreux, exécutés d'après des méthodes sûres, quels sont ceux de nos aliments et

---

(1) *Ordonnance* du 28 février 1853.

(2) *Ordonnance de Police* du 21 mars 1879 rendue sur l'ordre du ministre de l'agriculture et du commerce, et suivant avis conforme du Comité supérieur d'hygiène, applicable à toute la France. Circulaire ministérielle en date du 21 mai 1880 décidant qu'à partir du 13 août 1881, tout délai accordé pour la tolérance de la vente des boîtes qui ne satisfont pas aux conditions précédentes, sera expiré.

de nos boissons qui se chargent d'une dose de toxique notable et ceux qui n'en contiennent que des traces. Loin d'exagérer les craintes que l'absorption journalière du plomb aurait pu faire naître, ces recherches définissent, au contraire, localisent, pour ainsi dire, le danger et font disparaître les appréhensions chimériques sur bien des points. Mais, je pense que nous serions bien imprudents de fermer volontairement nos yeux par cela même que je viens de montrer que nous consommons tous les jours de minimes quantités de ce dangereux métal sans en éprouver en général d'accidents immédiats ou violents.

CHAPITRE IV

LE PLOMB DANS L'INDUSTRIE

L'industrie parisienne, par sa variété et le nombre considérable d'ouvriers qu'elle met en œuvre, est comme l'image et le résumé de la grande industrie française. Son agglomération sur un point relativement restreint, la facilité des renseignements, la possibilité de dresser les statistiques nécessaires, la spécialisation de chaque métier, sont des conditions on ne peut plus favorables pour l'étude des questions générales de l'hygiène, et de l'intoxication plombique en particulier. Aussi exposerons-nous d'abord les faits que cette industrie nous fournit pour étudier l'influence qu'exerce le plomb et ses préparations multiples sur la santé de ceux qui l'emploient sous tant de formes.

Les ateliers et fabriques qui travaillent le plomb et ses dérivés envoient chaque année aux seuls hôpitaux parisiens environ 550 saturnins dont la centième partie succombe. Sur ce nombre les ouvriers peintres en bâtiments, enduiseurs,

ponceurs, broyeurs de couleurs, forment un
total annuel moyen de 235 malades ; les ouvriers qui sortent des usines à céruse, massicot et minium, fournissent 195 cas de saturnisme.
Ainsi sur 550 malades intoxiqués par le plomb,
430 proviennent de ces deux principales catégories d'ouvriers qui manient largement et quotidiennement ce métal et ses diverses préparations.

Les ouvriers des autres industries em-
ployant aussi le plomb et ses alliages qui sont
ensuite le plus frappés, sont par ordre de fréquence décroissante :

Les *polisseuses de caractères d'imprimerie ;*

Les *fondeurs de plomb et de ses divers alliages,
y compris les potiers d'étain ;*

Les *plombiers ;*

Les *étameurs et les miroitiers ;*

Les *typographes ;*

Les *doreurs ;*

Les *chaudronniers et les chauffeurs ;*

Les *potiers de terre et les émailleurs ;*

Les *apprêteurs de poils,* etc.

Le tableau suivant donne le détail des cas
de saturnisme que j'ai relevés avec soin sur
les cahiers de l'Assistance publique, à Paris,
durant les cinq dernières années :

Tableau des professions le plus fréquemment frappées d'intoxication saturnique à Paris.

PROFESSIONS.	ANNÉES					MOYENNE annuelle.
	1876	1877	1878	1879	1880	
Peintres, enduiseurs, ponceurs et broyeurs de couleurs.	244	290	267	159	213	235
Cérusiers, fabricants de massicot et de minium	195	164	144	239	232	195
Polisseuses de caractères d'imprimerie	14	21	12	12	6	13
Fondeurs de plomb et de ses alliages, fondeurs de caractères, potiers d'étain	20	13	11	7	15	13
Plombiers	19	15	17	7	5	12.5
Étameurs et miroitiers	5	12	3	9	3	6.4
Typographes	5	11	5	3	4	5.6
Doreurs	5	11	4	2	3	4.7
Potiers de terre	4	—	5	8	5	4.4
Chaudronniers, chauffeurs	3	9	8	1	0	4.2
Apprêteurs de poils	5	—	4	2	1	2.4
47 autres professions diverses	115	78	33	21	36	1.2 (1)
Total annuel	634	624	513	468	522	
Moyenne annuelle				5.2		

(*) Moyenne pour une de ces 47 professions.

Les 47 professions diverses que nous n'indiquons pas nominalement dans le précédent
tableau donnent en moyenne moins de deux
saturnins par an. Les plus remarquablement
insalubres sont celles des dessoudeurs de boîtes
de conserves de fer-blanc, petite industrie très
restreinte qui a fourni 4 malades en 1876 et 3
en 1877 ; les ferblantiers ; les polisseurs de
glaces ; les polisseuses de camées ; les cartou-
chières (6 cas de saturnisme en 1877); les émail-
leuses sur verre et porcelaine, etc. D'autres
industries très variées fournissent ensuite en
moyenne moins de un malade par an. Il n'était
donc pas nécessaire de les signaler spécialement
dans le précédent tableau, une bonne partie des
cas qui leur sont attribués ne l'étant que par le
hasard d'une statistique confiée à des employés
peu experts, qui relatent la dernière industrie
exercée par l'ouvrier lors de son entrée à l'hôpital sans s'inquiéter de ses antécédents. Le plus
souvent le malade a exercé l'une des professions ci-dessus expressément signalées. On voit
figurer dans ce relevé administratif, des jardi-
niers, serruriers, dessinateurs, fumistes, bro-
cheurs, garçons de magasins, enfin des gardiens
de la paix et jusqu'à des clercs de notaire !

Voici maintenant une nomenclature plus

générale des diverses professions qui exposent à l'intoxication par le plomb. Pour des raisons que nous exposerons tout à l'heure, nous avons divisé en trois catégories les ouvriers soumis à l'intoxication saturnique : (A). *par les poussières plombifères* ; (B). *par le contact de la peau avec les préparations de plomb* ; (C). *par le contact avec le plomb métallique en nature*.

(A) PROFESSIONS OU L'OUVRIER EST SURTOUT EXPOSÉ AUX POUSSIÈRES PLOMBIFÈRES.

Fabrication du massicot, du minium, de la mine orange.
—   du blanc de céruse à sec.
—   de la litharge.
—   du chromate de plomb.
—   de l'arsénite de plomb.
—   des émaux de toute nature.
—   · des papiers peints.
—   de la potée d'étain.
—   de la mèche à briquet au chromate.

Peintres en bâtiments, en voiture, etc. et spécialement les brûleurs et ponceurs.
Fabricants de laque, et spécialement les polisseurs.
Broyeurs de couleurs à l'huile et à l'eau.
Dessoudeurs de boîtes de fer-blanc (1).
Polisseurs de glaces, de camées, de cristaux.
Ouvriers des cristalleries chargés de faire les mélanges où entre le minium.
Ouvriers des faïenceries et porcelaineries chargés de fabriquer les mélanges pour émaillage et de broyer les émaux.

(1) L'ouvrier jette au vent les cendres provenant de l'opération du dessoudage, cendres riches en oxyde d'étain et de plomb.

Fabricants et broyeurs d'Alquifoux.

Potiers de terre vernie au plomb.

Ouvriers travaillant à la contre-oxydation du fer (1).

Cardeurs de crins colorés au sulfure de plomb.

Tisseuses et dévideuses de coton et de laine orange.

Apprêteurs de poils.

Polisseurs de caractères d'imprimerie.

Ouvriers en dentelles (2).

Lustreurs de peaux (3)

Ouvrières en étoffes et gazes chargées de poussières plombiques.

Brosseurs et lustreurs de cartes de visites.

(B) Professions qui mettent l'ouvrier en contact par la peau avec les composés plombiques.

Fabricants de céruse épluchée à l'eau.

— — broyée mécaniquement à l'huile.

Peintres en bâtiments et voitures, décors et attributs.

Enduiseurs et broyeurs de couleurs à l'huile.

Émailleurs et peintres sur verre et porcelaine; trempeurs.

Mastiqueurs.

Peintres à l'aquarelle (4).

Peintres et vernisseurs sur métaux.

Doreurs sur bois et sur laque.

Fabricants de cartes d'Allemagne et de cartes glacées.

Faïenciers, vitriers, porcelainiers.

Ceinturonniers.

Parfumeurs.

(1) L'ouvrier agite au-dessus de la pièce à contre-oxyder un tamis chargé de poudre de cristal. Trois cas de mort cités dans l'*Union médicale*, 1869 (*Archambault*.)

(2) On les met entre deux feuilles de papier cérusé dit au blanc d'argent, puis par frappage on force le blanc à pénétrer dans la dentelle.

(3) Secouement de tamis à tambours ayant reçu des matières colorantes plombiques.

(4) Ils portent le pinceau chargé de couleurs plombiques à la bouche ou broyent ces couleurs à la main.

Fabricants et ouvriers en émaux.
—   de verre mousseline.
Ouvriers en soie chargée à l'acétate de plomb ou à la litharge.
Fabricants de bâches, de papiers peints, de toiles cirées.
Polisseurs de camées.
Photographes.
Ouvriers des fonderies de plomb argentifère.

(C) Professions qui mettent l'ouvrier en contact
principalement avec le plomb métallique en nature.

Plombiers.
Fondeurs de plomb et de ses alliages.
Étameurs.
Miroitiers.
Polisseurs de caractères.
Potiers d'étain.
Typographes.
Doreurs.
Chaudronniers.
Chauffeurs.
Affineurs.
Ferblantiers.
Fondeurs de cuivre et de bronze.
Fabricants de plomb de chasse.
Lapidaires.
Joailliers, orfèvres, bijoutiers.
Passementiers
Soudeurs de vitraux d'églises, de cuviers en plomb, etc.
Zingueurs, etc.

Le tableau statistique plus spécialement relatif
à la période 1876-1880 que j'ai donné plus haut
(p. 239) indique que les ouvriers peintres et cérusiers sont de beaucoup les victimes les plus nombreuses de l'empoisonnement saturnin. Sur 100

cas ils en fournissent 76. C'est par conséquent surtout des causes et conditions d'insalubrité de ces industries qu'il y a lieu de se préoccuper dans ce chapitre.

Mais la statistique précédente ne saurait faire saisir quelle est l'*insalubrité relative* des diverses professions ci-dessus signalées, c'est-à-dire la quantité de saturnins qu'elles fournissent chacune pour 100 ouvriers. Malheureusement, il est fort difficile de connaître exactement le nombre d'artisans qui se livrent, à Paris, à tel ou tel métier. Toutefois, d'après l'enquête faite, à ma demande, par les bureaux de la Préfecture de police chargés des intérêts de l'hygiène publique, et les renseignements pris auprès des chambres syndicales patronales et ouvrières, les nombres d'ouvriers qui manient le plomb et ses diverses préparations, sont à Paris, les suivants pour les professions principales où l'on a pu les relever avec certitude :

Peintres en bâtiments...................... 14 mille.
 dont 1500 environ sont broyeurs de couleurs
Polisseurs de caractères d'imprimerie....... 7 cents.
 dont 400 femmes.
Typographes............................. 4 mille.
Ferblantiers .... 9 mille.
Ouvriers en céruse et minium............... 120

Partant de ces données et de documents personnels sur lesquels je reviendrai plus loin, on peut très approximativement ranger par ordre d'insalubrité relative décroissante les industries suivantes :

NATURE DES PROFESSIONS	Sur 1000 ouvriers sont atteints d'intoxication saturnique :
Fabrication du massicot et du minium...	Plus de 1000
Travail de la céruse à sec..............	id.
Fabrication de la potée d'étain......... .	»
Dessoudage des boîtes de fer-blanc.....	280
Broyage des couleurs...................	104
Polissage des caractères d'imprimerie...	18,5
Polissages des glaces et des camées.....	»
Trempage dans les bains des pièces à émailler; broyage et tamisage des matières premières	»
Fabrication de cartouches.............	»
Peinture en batiments (1)..............	18
Fonderie de plomb et de ses alliages....	»
Typographie...........................	1,4
Etamage...............................	»
Apprêtage de poils, etc................	»

En laissant entièrement de côté toute hypothèse ou théorie, même fondée sur l'observation de faits bien connus relativement au mécanisme et au mode d'introduction du plomb dans l'économie, on voit tout de suite, d'après l'ordre même de cette liste résultant d'une simple statistique, que les ouvriers le plus souvent frappés d'empoisonnement saturnin sont ceux que leur tra-

(1) Y compris les broyeurs de couleurs au nombre de 1500 environ.

vail expose surtout aux poussières plombifères
qu'ils absorbent à la fois par la peau, par la
bouche et par les voies respiratoires ; viennent
ensuite les ouvriers qui, tels que les peintres,
les enduiseurs, les émailleurs, etc., reçoivent par
les mains et la peau le contact direct des préparations plombiques délayées dans l'huile ou dans
l'eau ; enfin les moins frappés sont ceux qui s'exposent tout simplement au contact du plomb en
nature ou de ses alliages, tels que les étameurs,
typographes, ferblantiers, etc.

L'industrie de la fabrication de la céruse va
nous permettre d'établir aussi par des chiffres
la preuve que l'absorption des poussières plombiques par la peau et par les muqueuses est
infiniment plus dangereuse que le contact direct
par les mains ou les bras, de véhicules surchargés de ces mêmes substances. Il existe à Paris,
d'une part, à Clichy de l'autre, deux fabriques
d'égale importance, celle de MM. B... et celle de
M. O... qui employent chacune 45 ouvriers. La
première n'a envoyé en moyenne aux hôpitaux
de Paris, dans les quatre dernières années,
que 11 saturnins par an ; la seconde en a fourni
179. Deux causes principales contribuent à
cette grande différence. Dans l'usine B..., la
céruse est toujours maniée humide ou mélangée

à l'huile ; dans la fabrique O..., les lames de plomb recouvertes de céruse sont épluchées à l'état sec, et le carbonate est transformé, au cours de la fabrication, en poudre sèche, très fine comme nous l'exposerons plus loin. De là, d'abondantes poussières infiniment plus dangereuses que le contact direct avec les mains et les bras des mêmes substances humectées d'eau ou d'huile, contact auquel sont astreints cependant les ouvriers éplucheurs de l'usine B.

L'autre cause d'insalubrité qui explique le nombre énorme de malades (400 ouvriers frappés pour 100) (1) de l'usine O..., c'est qu'on y fabrique aussi les oxydes de plomb : *massicot, minium, mine orange*. On peut attribuer à cette dangereuse branche de la fabrication de Clichy une grande proportion des malades qui sortent de cette maison. Cette observation confirme ce que nous disions plus haut de l'extrême insalubrité de la fabrication et du maniement à l'état sec des poudres plombifères. Un nouvel argument en faveur de cette thèse nous est encore fourni par la comparaison de ce qui se passe dans les deux usines de Clichy et de Portillon, près Tours, où l'on fabrique aussi de la céruse, du minium

(1) C'est-à-dire que chaque ouvrier de cette fabrique passe en moyenne quatre fois par an à l'hôpital !

et du massicot. A Portillon, en moyenne 10 entrées à l'hôpital par an pour 100 ouvriers; à
Clichy, 400 entrées pour le même chiffre. Mais
dans l'usine de Portillon, la céruse est fabriquée
par la méthode de Thénard sans jamais passer
à l'état de poudre sèche; le défournement et le
broiement du massicot et du minium sont faits
avec les plus grandes précautions et en vases
clos autant que possible. A Clichy, au contraire,
la céruse est produite par le procédé hollandais
et recueillie, battue et moulue à l'état sec avec
production d'abondantes poussières; des moulins et broyeurs de céruse et de minium s'élève
un incessant nuage plombifère.

Une minime industrie parisienne va nous
fournir encore une preuve que le danger de
l'absorption des poussières sèches de nature
plombique est toujours plus grand que le contact
direct soit de la céruse délayée dans les divers
véhicules, soit du plomb en nature ou de ses
diverses préparations. Il existe à Paris deux
petits établissements où l'on récupère le fer-
blanc qui a servi à la fabrication d'objets divers,
et en particulier à celle des boîtes de conserves
alimentaires. Pour cela, les boîtes vides sont
enfouies dans un tas de copeaux ou de sciure
de bois placé ou non dans un four, auquel on

met le feu. La soudure fond et s'oxyde en partie ;
les lames sont retirées du feu avant que la température soit trop élevée ; les cendres mêlées de
poussières plombiques, sont ensuite rejetées.
C'est surtout à ce moment de l'opération que les
ouvriers absorbent l'oxyde de plomb à l'état
de poussières et subissent l'intoxication. Or,
tandis que les ouvriers soudeurs, étameurs
et ferblantiers qui sont, à Paris, au nombre de
plus de 10 mille, n'ont envoyé en moyenne aux
hôpitaux que 6 saturnins par an, tandis que les
ouvriers peintres dont on compte 14 mille en
ont envoyé 250, c'est-à-dire 18 pour 1000, les
seuls ouvriers dessoudeurs de boîtes (et l'on n'en
compte pas plus de 10 à 15 à Paris) ont fourni
4 saturnins en 1876 et 3 en 1877, soit 280 pour
1000, tant est grand le danger du plomb absorbé sous forme de poussières sèches et ténues.

Les statistiques démontrent donc, en dehors
de toute idée préconçue, que les causes de l'empoisonnement saturnin, sont par ordre décroissant d'activité :

1° L'absorption par la peau et les muqueuses
des poussières plombiques sèches (1) ;

(1) L'intoxication se fait surtout par les muqueuses buccales,
mais elle peut avoir lieu aussi par le poumon. Stanski a
saturnisé des chiens à qui on insufflait des poussières plombiques dans la trachée ouverte au col.

2° L'absorption par le contact direct avec la peau des sels de plomb solubles on insolubles en solution ou suspension dans l'eau et les huiles;

3° Le contact direct et répété du plomb et de ses alliages avec les parties nues de la peau.

Appliquons maintenant ces données aux deux grandes industries qui fournissent la plus forte proportion de saturnins: la céruserie et la peinture en bâtiments. En suivant de près les détails de la main-d'œuvre nous serons bien vite renseignés sur leurs principales causes d'insalubrité et aussi sur les moyens prophylactiques qui peuvent être opposés soit à ces industries mêmes, soit à toutes celles qui exposent l'ouvrier à des conditions d'intoxication similaires.

I. — Causes d'insalubrité de la fabrication de la céruse.

D'après les statistiques publiées, ou que j'ai pu relever moi-même, de l'empoisonnement par le plomb dans les fabriques de céruse, en France on compte environ, abstraction faite de la fabrique de Clichy, 22 entrées à l'hôpital pour 100 ouvriers cérusiers. Voici quelques renseignements à ce sujet:

	Entrées annuelles à l'hôpital pour 100 ouvriers (1876 à 1879).
Fabrique de céruse et minium des usines de Portillon, près Tours (1)..............	10
Fabrique de céruse de Lefebvre, à Lille....	4 à 6
Autres cérusiers de Lille (2).............	22 à 50
Céruseries de Bordeaux.................	50 environ.
Céruserie de MM. Bezançon frères, à Paris (3)...............................	20 à 30
Fabrique de minium de Baccarat (4)........	Moins de 5
Moyenne......................	22 p. 100

(1) Cette importante fabrique occupe 74 ouvriers. Les nombres de saturnins tombés malades à Portillon et et entrés dans les hôpitaux de Tours, sont les suivants, d'après les renseignements administratifs :

En 1877.......................	12
En 1878.......................	10
En 1879.......................	5
En 1880.......................	3

(2) Arnould, *Comptes rendus du Congrès international d'hygiène de Paris*, 1878, t. I, p. 641.

Les diverses fabriques de céruse et de minium de Lille occupent 304 ouvriers. Il est entré dans les deux hôpitaux Saint-Sauveur et Sainte-Eugénie de cette ville :

En 1878.........	155 saturnins.
En 1879.........	93 —
En 1880.........	142 —

sur l'ensemble de ces malades 3 sont décédés. Mais le nombre réel de saturnins qui sortent des céruseries de Lille est plus considérable. Beaucoup d'ouvriers habitent dans leur famille et s'y font soigner.

(3) Les nombres de saturnins provenant de la fabrique Bezançon frères, qui occupe 45 ouvriers, étaient de 13 en 1878, de 7 en 1879 et de 15 en 1880.

A Clichy, pour le même nombre d'ouvriers, il y a eu 125 malades en 1878, 225 en 1879 et 209 en 1880.

(4) Renseignements qu'a bien voulu me transmettre M. Michaux, député, administrateur de Baccarat.

Nous avons, à dessein, distrait du relevé précédent les nombres relatifs aux saturnins de la fabrique de céruse et minium de Clichy. Cette usine fournit, en effet, une quantité tout à fait exceptionnelle de malades. Voici les résultats pour la période des huit années 1873 à 1880 :

Saturnins de l'usine de Clichy.	Entrées à l'hôpital pour 100 ouvriers.
Période des 3 années, 1873 à 1875........	546
1876..................................	400
1877..................................	333
1878..................................	278
1879..................................	500
1880..................................	464
Moyenne des 8 dernières années......	451 p. 100

Il est donc évident, de par ces résultats brutalement fournis par la statistique, que les causes d'insalubrité doivent être accumulées dans l'usine de Clichy, et que c'est là que nous pouvons étudier fructueusement le mécanisme de l'intoxication plombique. L'intelligence de ce mécanisme résultera nettement de la comparaison que nous allons faire des modes de fabrication et de manipulation de la céruse et des oxydes de plomb dans cette usine, d'une part, et dans celles de Portillon, de Lille et de Paris, de l'autre.

La céruse se fabrique aujourd'hui soit à

Clichy, soit à Paris, par le procédé dit *hollandais*. On sait qu'il consiste à placer dans de larges loges en maçonnerie, par lits horizontaux superposés, du fumier ou de la tannée, des pots de grès contenant un peu d'acide pyroligneux, des lames ou des grilles de plomb, enfin des madriers de bois, puis à reproduire successivement huit à dix fois par loge cette même disposition de couches échafaudées. Sous l'influence de l'élévation de la température et du dégagement d'acide carbonique dus à la fermentation, les vapeurs d'acide acétique et l'air attaquent le plomb. Il se transforme en un sous-acétate qui, au bout de 2 à 3 mois, est en partie transformé en une couche blanche, épaisse, assez dure, de sous-carbonate plombique.

A Clichy, pour récolter cette substance, on procède au démontage des loges ; le fumier est rejeté ; les lames, recouvertes de leur enduit de carbonate, sont portées à l'atelier d'épluchage. Tenues à la main par l'ouvrier, elles sont battues à l'état sec avec un maillet; les écailles s'en détachent, en même temps que voltige autour d'elles une fine poussière de céruse à laquelle sont fatalement exposés toute la journée les ouvriers éplucheurs. C'est là, comme le savent bien les ouvriers eux-mêmes, un travail éminemment malsain, et que l'administration chargée de la surveillance des établissements insalubres ne saurait plus longtemps tolérer.

Dans la fabrique de céruse de Paris, on procède fort différemment à cette dangereuse opération. Des wagonnets de chêne étanches, pleins d'eau, sont amenés par des rails au pied de la loge que l'on démonte. Les grilles recouvertes de carbonate plombique sont saisies par l'ouvrier et rejetées à l'eau dont est rempli le wagonnet que l'on pousse ensuite vers l'atelier d'épluchage. L'éplucheur retire successivement chaque grille du récipient toujours plein, et procède aussitôt, à coups de maillet, au détachement du carbonate. Quelle que soit l'insouciance de l'ouvrier, il ne saurait ainsi manier la céruse que toute ruisselante d'eau ; aussitôt détachée du plomb, elle retombe dans le récipient sans avoir pu donner la moindre poussière. Les ouvriers éplucheurs n'en restent pas moins, des journées entières, les mains et les avant-bras couverts d'eaux qui tiennent en suspension et en dissolution une notable proportion de sels toxiques ; aussi, de temps en temps, les attelle-t-on par prudence à un travail différent. Mais, même parmi ces éplucheurs, les accidents plombiques sont relativement rares. Preuve évidente que l'absorption

par le contact direct avec la peau des préparations de plomb humectées d'eau ou d'huile est
infiniment moins malsaine que l'absorption
directe de leurs poussières sèches.

A Lille, d'après le Dr Arnould, on procède
différemment encore à l'épluchage. Alors qu'on
va démonter la loge que la fermentation maintient à 70 ou 75°, on l'arrose tout à coup, sans
la noyer, avec une bonne quantité d'eau froide.
Grâce au brusque abaissement de température
et à la différence de coefficient de dilatation du
métal et de son carbonate, une rétraction se
produit qui soulève et fendille la couche de
céruse primitivement dure et adhérente au
plomb. Ce phénomène se traduit par des cré-
pitements qui envahissent toutes les assises de
la loge. Quand on démonte alors les lits encore
tout humides, il suffit, pour procéder au déca-
page, de saisir chaque grille et de lui imprimer
une torsion à la main ou de la frapper légèrement sur la tranche, pour que le carbonate se
détache du métal sans donner de poussières, et
tombe dans des baquets pleins d'eau d'où il est
porté aux broyeurs.

Ailleurs, l'épluchage se fait par des moyens
mécaniques et en vases clos, mais on semble
avoir assez généralement renoncé à ces appareils,

ou tout au moins on cherche en ce moment à les perfectionner. On ne doit pas oublier que la plupart de ces épluchoirs mécaniques ne détachent les écailles de céruse qu'à l'état sec, et que dans ces conditions il est presque impossible d'éviter les poussières plombiques, même avec les machines les plus hermétiquement closes en apparence.

Cette phase de la fabrication de la céruse, l'une des plus dangereuses, peut donc être rendue beaucoup plus inoffensive à condition d'opérer toujours sur des matières humectées d'eau. On ferait disparaître presque tout danger si, détruisant l'adhérence de la céruse au métal par le procédé de Lille ou tout autre, on obtenait au moyen d'appareils mécaniques le détachement complet du carbonate à l'état humide ou mieux encore immergé dans l'eau.

Les écailles de céruse détachées des lames de plomb doivent être ensuite soumises au broyage. On y procède en général au moyen de meules mues à la vapeur, qui affinent successivement la matière sous l'eau. Au sortir de ces bassins à meule où la céruse se pulvérise très finement, celle-ci est mise à essorer soit dans des toiles où on la comprime à la presse hydraulique, soit dans des filtres où elle s'égoutte, soit

dans des vases en terre poreuse qui en absorbent
l'humidité, puis elle est traitée tout différemment, suivant que l'industriel doit livrer de la céruse broyée à l'huile ou à l'état de poudre sèche.

Dans le premier cas, elle est mise à sécher à
l'étuve dans des poteries ou des augets métalliques, puis portée au moulin. Cette nouvelle
série d'opérations que nous ne faisons ici que
signaler en deux mots, est fort à redouter. Le
maniement de ces masses de céruse, les manipulations de l'étuve, le dépotage, le cassage des
blocs, le chargement des moulins à la pelle,
et surtout la mouture, produisent, quoi qu'on
fasse, des dégagements incessants de poussières plombeuses, qui donnent aux ateliers un
faux air de minoterie. Ces poussières sont à ce
moment d'autant plus dangereuses qu'elles sont
plus divisées par la dessiccation des pâtes humides et les affinages successifs. Elles passent
à travers les joints des moulins les mieux per-
fectionnés, s'attachent aux vêtements des ouvriers, à leur peau, à leurs cheveux, sont aspirées
et avalées sans cesse par eux et ne peuvent pour
ainsi dire pas être évitées. Quand la céruse a été
pulvérisée, il faut encore décharger le moulin,
transporter la poudre à l'atelier d'embarrillage,
la tasser dans les tonneaux où on l'expédie, etc...

Autant d'opérations qui se font à sec et deviennent de nouvelles causes d'intoxication.

Or, sauf pour quelques industries telles que celles de la porcelaine, du vernissage de la poterie, de l'émaillage des papiers, de la fabrication des couleurs d'aquarelle, et de la mine orange, etc..., la céruse en poudre n'est pour ainsi dire jamais utilisée avant d'avoir été soigneusement mélangée à l'huile. Ce n'est que par suite d'une longue routine que les peintres et fabricants de couleurs à l'huile recourent à la céruse à l'état sec pour la soumettre ensuite au broyage à la main avec l'huile siccative. Double cause d'insalubrité : d'abord à l'usine où l'ouvrier cérusier qui fabrique et broie la céruse sèche s'intoxique rapidement, ensuite pour le peintre qui doit, à l'atelier, incorporer à l'huile cette poudre devenue d'autant plus dangereuse qu'elle est plus ténue.

Au contraire, tout inconvénient disparaît si du premier coup on fabrique à l'usine et on livre au commerce la céruse à l'huile telle qu'elle doit être employée pour la peinture en bâtiments. En effet, au sortir des moulins où elle a été affinée sous l'eau, et après avoir été très imparfaitement essorée, la céruse humide est mélangée, dans des malaxeurs mécaniques,

avec la quantité d'huile nécessaire. Là, par suite
d'une affinité particulière et grâce au malaxage
mécanique, l'huile s'attache peu à peu à la
céruse, forme pâte avec elle et en chasse l'eau
entièrement. Cette pâte passe automatiquement
sous une série de cylindres qui la perfectionnent.
On n'a plus dès lors qu'à l'embariller et à l'expé-
dier, sans qu'aucune sorte de poussière ait pu
s'échapper des appareils, et même sans que l'ouvrier ait eu à toucher directement à la matière.

Il serait donc extrêmement désirable, en at-
tendant que l'on prohibe définitivement et dans
la limite du possible l'usage d'une substance aussi
dangereuse que le sous-carbonate de plomb, il
serait désirable qu'il fût prescrit de ne livrer
au commerce que de la céruse broyée mécaniquement à l'huile *dans les céruseries mêmes*.
Ce serait protéger la santé et la vie de milliers
d'ouvriers cérusiers et peintres. Du moins l'État
ne devrait-il accepter dans ses marchés que
de la céruse mécaniquement broyée à l'huile
et interdire l'importation de la céruse sèche venant de l'étranger. Ces deux mesures protec-
trices diminueraient dans une proportion très
considérable le nombre des saturnins. Nous
reviendrons plus loin sur cet important désidé-
ratum.

II. — Fabrication du massicot et du minium.

On sait que le massicot est du protoxyde de plomb amorphe obtenu par la voie sèche, et que le minium est un oxyde plus riche en oxygène, intermédiaire entre le protoxyde et le bioxyde de plomb.

L'un et l'autre se fabriquent par l'oxydation directe du plomb dans des fours à réverbère. Le métal, placé sur la sole d'un four légèrement concave, agité sans cesse à l'air, s'oxyde peu à peu. Dans une première phase de l'opération, le mélange verdâtre de massicot et de plomb métallique est retiré du four, refroidi par projection d'eau et soumis à un système de lévigation continue qui sépare le plomb de l'oxyde formé. Le métal restant est ensuite soumis à la réoxydation dans une seconde phase de la fabrication.

Ces opérations, très multiples dans la pratique et que je me borne à indiquer à peine ici, sont toutes fort malsaines, et d'autant plus que l'ouvrier soumis à la chaleur des fourneaux est continuellement en moiteur et toujours anémié. Le brassage du plomb et de son oxyde, le défournement du massicot, son étalage à l'air, son refroidissement brusque par projection d'eau, enfin l'entraînement d'une certaine proportion d'oxyde de plomb en poussières et vapeurs par les gaz du foyer qui s'échappent en partie par les portes des fours, sont autant de causes de production de poussières qui s'abattent comme un brouillard continu aux environs des fours d'oxydation. L'atmosphère qu'y respire l'ouvrier et qui baigne sa peau, dépose sans cesse à son contact l'oxyde de plomb très divisé qu'elle tient en suspension. Celui-ci se dissout sans aucun doute dans la sueur acide, et son absorption est d'autant mieux assurée que les hommes soumis à ce pénible travail sont presque tous affaiblis, fatigués, mal nourris, et le plus souvent alcooliques.

On a dit que le plomb oxydé partiellement et refroidi par projection d'eau, est envoyé aux appareils à lévigation qui séparent le métal de son oxyde qu'entraîne un courant d'eau continu. Le massicot va se déposer dans une série de bassins successifs où des meules horizontales le transforment en pâte de plus en plus fine ; il est alors mis à sécher et soumis à un broyage à sec, opération qui provoque le dégagement de nouvelles poussières. Enfin il est embarillé et vendu comme massicot, ou bien reporté aux

15.

fourneaux d'oxydation où il doit être transformé
en minium.

Dans ce dernier cas, l'oxyde est réchauffé
dans les fours durant plusieurs heures et à diverses reprises, jusqu'à ce qu'il ait pris la belle
couleur rouge recherchée par le commerce. Ce
minium produit, il faut le défourner, le refroidir et le soumettre à l'action des broyeurs et
des bluttoirs.

Ces dernières opérations sont de beaucoup
les plus dangereuses. J'ai vu les murs, les charpentes, les parquets des ateliers de broyage et
de tamisage recouverts de la dangereuse poudre
orange, et j'ai pu me rendre compte, *de visu*,
du danger extrême que court tout ouvrier
chargé de ces manipulations qu'on ne confiait
autrefois qu'aux forçats. Ce minium doit être
broyé encore chaud, car alors seulement il
passe aisément à travers les broyeurs et les bluttoirs. De ces appareils, ouverts et fermés alter-
nativement pour la charge et la décharge, grâce
à la trépidation des planchers et des monte-
charges, au roulement des wagonnets et des
brouettes, aux allées et venues des ouvriers, au
maniement des oxydes à la pelle, à la vibration
incessante de toutes les membrures d'une grande
usine, etc., se dégage continuellement une pous-

sière plombique qui voltige et s'attache partout,
vrai brouillard de plomb qui s'abat sur l'ouvrier
et le pénètre par la peau, la bouche, les poumons. Ce brouillard mortel macule en quelques
instants une feuille de papier blanc humectée
d'eau que l'on expose dans les ateliers. Or, on
sait aujourd'hui par les expériences de M. Layet,
de Bordeaux, que l'absorption du minium est
toujours plus dangereuse que celle de la céruse
elle-même (1).

Il est malheureusement presque impossible
de produire actuellement ces broyages et tamisages en vases absolument clos. A Lille, à Bordeaux, à Clichy, à Baccarat, le minium tombe
du bluttoir dans la chambre de tamisage fermée
de toutes parts et qu'on n'ouvre que le lendemain quand la majeure partie des poussières
plombiques s'est déposée. Mais la perpétuelle
vibration imprimée aux diverses cloisons par
la mise en mouvement des broyeurs et bluttoirs,
amène la disjonction des pièces qui les compo-
sent, et les poussières les plus fines les traversent
en jet continu. Toutefois, dans la belle usine
de Portillon, le minium, introduit dans un appareil entièrement fait en tôle rivée, hermétique-

(1) Voir *Gazette hebdomadaire de Bordeaux*, 16 octobre 1880,
p. 334.

ment clos, est broyé et blutté tout à la fois par un procédé tenu encore secret, et qui permet d'éviter en grande partie toute poussière. C'est surtout à ce système de broyage, et à l'emploi de la méthode de Thénard (1), pour la fabrication de la céruse, que cette usine doit d'avoir réduit à un minimum le nombre d'ouvriers atteints de saturnisme.

L'embarillage du massicot et du minium à sec donne lieu aux mêmes inconvénients que celui de la céruse.

De tout ceci il résulte que les précautions principales à prendre dans les usines où l'on fabrique le massicot, le minium et la mine orange (2), sont les suivantes :

1° Produire le brassage du plomb, soumis à l'oxydation dans les fours à réverbère, au moyen d'appareils mécaniques, comme cela se pratique à Portillon, à Bordeaux, à Clichy ;

2° Installer ces fours à l'air libre, et les munir de deux portes : l'une d'*entrée* pour le plomb, l'autre opposée, dite de *sortie*, pour le massicot ou le minium, de telle sorte que l'ou-

(1) Passage de l'acide carbonique sur le sous-acétate de plomb.

(2) C'est un oxyde rouge plus clair que le minium et que l'on obtient en soumettant dans les fours la céruse elle-même et non le plomb, à une température relativement faible.

vrier, au moment du défournage, repousse sans
cesse la matière toxique au lieu de la ramener
vers lui ;

3° Faire écouler le massicot directement des
fours à réverbère dans des brouettes ou des
bassins pleins d'eau, entièrement compris eux-
mêmes dans des espaces clos en tôle boulonnée
destinés à empêcher la projection des poussières dans les ateliers ;

4° Si les fours sont déjà installés, non dans des
cours et à l'air libre, mais dans des ateliers
couverts et clos, ménager au-dessus une hotte
munie d'un ventilateur très énergique avec un
orifice d'aspiration devant chaque foyer et chaque porte de travail pour entraîner dans une
chambre close, à parois incessamment mouil-
lées, les poussières qui tendraient à se répandre
au dehors ;

5° Produire tous les broyages et bluttages en
vases hermétiquement clos faits en tôle boulonnée et rivée autant que possible, et ne pénétrer
jamais dans les chambres de dépôt dont les
parois doivent être disposées de façon que les
oxydes s'écoulent d'eux-mêmes jusqu'à l'atelier
d'embarillage ;

6° Embariller mécaniquement les oxydes de
plomb sous une hotte munie d'un aspirateur

énergique et après avoir, au besoin, rabattu toutes les poudres autour des barils par un jet de poussière d'eau intermittent ;

7° Laver de huit en huit jours toutes les charpentes, murs, planchers, etc., au moyen d'une pompe à incendie, et entraîner ainsi au dehors les poussières qui, se déposant sur toutes les saillies des parois, vont ensuite se mélanger à l'atmosphère des ateliers par les trépidations incessantes dues au mouvement des machines.

Avec ces dispositions spéciales et les précautions que nous allons indiquer et qui doivent s'appliquer à tous les ouvriers qui manient en grand les combinaisons plombiques, on pourra se livrer presque sans danger à la fabrication du massicot et du minium, industrie d'une insalubrité en général si grande encore aujourd'hui, qu'un homme robuste ne peut s'y employer plus d'une semaine de suite sans être intoxiqué.

III. — Précautions à imposer aux ouvriers des fabriques de céruse et minium.

Dans les fabriques bien tenues de Lille, de Tours, de Paris, les ouvriers trouvent à la porte de sortie des ateliers des baquets contenant une solution faible de sulfure de sodium ou de cal-

cium et des seaux de sable argileux. Ils trempent leurs mains et leurs avant-bras dans le sulfure, puis se débarrassent des oxydes, de la céruse et du sulfure lui-même en se frottant
vivement avec le sable argileux ou la terre à
poêle; ils se lavent ensuite définitivement les
mains, les bras, la figure, la bouche et les narines dans l'eau courante. Les lavages exacts
des parties nues sont très importants; mais nous
ne considérons l'emploi du sulfure alcalin que
comme un surcroît de précaution à peu près
inutile. Les lavages à l'eau de fontaine coulant
d'un robinet, puis à la terre à poêle, enfin de
nouveau à l'eau claire, débarrassent si bien la
peau de toute trace de plomb, que l'on peut
alors tremper ses mains dans le sulfure alcalin
sans qu'aucune teinte noire se reproduise.

On a essayé, en Belgique et à Lille, de faire
rincer au pétrole les mains des ouvriers cérusiers
au moment où ils sortent de la fabrique pour
aller prendre leurs repas. Cette pratique ne doit
pas être conseillée. L'huile minérale, il est vrai,
entraîne les poudres plombiques, et débarrasse
assez bien la peau de la céruse, surtout lorsque
celle-ci est mélangée aux huiles grasses, mais
le pétrole n'a aucune autre action spéciale, et
les lavages mécaniques avec le sable argileux et

l'eau ont au moins autant d'efficacité. L'huile de pétrole laisse d'ailleurs aux mains de l'ouvrier qui va prendre ses repas une odeur persistante qui ne contribue pas à exciter ses fonctions digestives déjà trop affaiblies. On ne saurait donc conseiller l'usage, même intermittent, de ces hydrocarbures comme procédé de lavage.

S'il est nécessaire de se laver parfaitement les mains, le visage, les narines et la bouche à la sortie des ateliers, il faut ajouter une importance presque égale à la propreté des vêtements. Dans les fabriques modèles, tout ouvrier reçoit en entrant une blouse qu'il rejette à la sortie, et qui sera brossée soigneusement plusieurs fois par semaine et durant son absence. Si en entrant l'ouvrier n'a pas déposé son vêtement de ville, au moment où il va prendre son repas des brosses doivent être mises à sa disposition, des éponges pour ses chaussures, des serviettes, etc.... Il doit faire disparaître soigneusement toutes les maculatures plombiques qu'il peut porter sur lui.

Ce sont autant d'excellentes précautions qui diminuent notablement le nombre des malades. L'ouvrier qu'un contre-maître consciencieux et intelligent n'y oblige pas, sort de la fabrique les mains, la bouche, les narines, les cheveux, les vêtements chargés de plomb ; c'est dans cet état qu'il va prendre ses repas et qu'il continue d'absorber avec ses aliments les poudres plombiques qui n'étaient encore qu'extérieurement déposées sur sa peau et ses habits, poussières que tous ses mouvements continuent à faire voltiger autour de lui.

Des bains ordinaires, et mieux encore des bains sulfureux, doivent être pris chaque semaine par les cérusiers.

Enfin tout médecin attaché à une céruserie doit s'astreindre à inscrire sur un registre *ad hoc* l'origine de chaque ouvrier, la nature de ses occupations antérieures, l'état général de sa santé. Il devra, chaque semaine, les faire passer tous à sa visite, indiquer sur le registre le travail particulier dont ils sont présentement chargés et l'état de leur santé au moment où il les examine. Il devra renvoyer momentanément de l'usine tous ceux qui présenteraient le moindre liséré bleu des gencives, l'acidité fétide de l'haleine, l'inappétence, l'insomnie, la teinte blafarde de la face, la colique, l'hyperesthésie, la paralysie au plus faible degré, et ne les reprendre que lorsque tous ces symptômes se seront dissipés. Lorsqu'un ouvrier a déjà subi une première atteinte de coliques

saturnines, ou s'il a présenté un début de paralysie, on peut essayer de le reprendre à la fabrique après son apparente guérison. Mais s''il
tombe de nouveau malade, il doit être définitivement renvoyé. Sa constitution est trop débile,
et l'on doit le considérer comme incapable de se
livrer sans danger à cette industrie dangereuse.

IV. — Peintres, enduiseurs, broyeurs de couleurs.

A Paris, le nombre des peintres, enduiseurs,
broyeurs de couleurs, gratteurs de peinture,
ponceurs, etc., atteints de coliques saturnines,
est aujourd'hui de 250 environ par an pour
14 mille ouvriers.

Ce nombre était de 60 seulement dans la période des 13 années qui ont précédé le second
empire. Cette énorme augmentation ne doit pas
être mise seulement au compte de l'élan im-
primé à la construction depuis 1851 ; elle est
due à deux autres causes. Et d'abord on a
presque absolument renoncé, depuis une période de vingt années, à d'autres peintures
extérieures et intérieures qu'à celles au blanc
de céruse. On faisait autrefois de très bonne
peinture au vernis, à la colle, au silicate, au

blanc de zinc. Aujourd'hui il s'est fait pour
cette industrie le contraire du progrès : le
plomb y règne en maître.

D'autre part, les décors intérieurs de nos
habitations, faits avec un plus grand luxe,
nécessitent un enduisage obligeant l'ouvrier à
garder ses mains empâtées d'un mastic de céruse
pendant des journées et des semaines entières.
Souvent ces peintures et ces enduits sont encore
soumis à sec au ponçage et au grattage, nouvelles causes d'insalubrité, ces deux opérations
entraînant la formation de fines poussières
délétères.

Si l'on admet que le nombre des cérusiers
parisiens a augmenté à peu près dans le rapport
du nombre des peintres qui emploient la
céruse que les premiers produisent, on trouve
que tandis que, dans la période 1838-1851,
il y avait à Paris, pour 1 ouvrier cérusier,
0,31 peintres atteints de saturnisme, il y en a
aujourd'hui 1,57, c'est-à-dire relativement 5 fois
plus. Il est vrai que l'introduction des appareils
mécaniques dans la céruserie a diminué notablement le nombre de bras nécessaires pour
une même production de matière ; mais l'on ne
doit pas être loin de la vérité en admettant qu'il
y a aujourd'hui, pour un poids donné de céruse

fabriquée, environ deux fois plus de peintres atteints de saturnisme qu'avant 1851. Ce qui montre à la fois que l'industrie de la peinture à l'huile n'a fait, au point de vue de l'hygiène, que rétrograder, et aussi que celle de la céruserie a certainement réalisé depuis 1840 de notables perfectionnements.

L'empoisonnement plombique chez les peintres se fait, comme chez les cérusiers, tout particulièrement par les poussières sèches.

Les occasions principales d'absorption du plomb sont, chez eux, par ordre de danger décroissant :

1° Le ponçage au papier de verre des vieilles et nouvelles peintures et des enduits ;

2° Le grattage et brûlage des anciennes peintures à l'huile ;

3° Le broyage des couleurs et leur tamisage ;

4° L'absorption par la peau du blanc de céruse employé comme peinture, et notamment comme enduit.

Il est presque absolument impossible, quand on a recouvert d'un enduit plombique nos murs et nos cloisons, nos meubles, nos voitures, etc., de leur donner le lustre et l'œil que leur communique le ponçage sans exposer au plus grand danger la santé de l'ouvrier chargé

de cette opération. Les fines poussières ainsi
produites voltigent bientôt autour de lui et sont
absorbées par tous ses pores. Demander au pon-
ceur de s'armer d'un masque plus ou moins in-
génieusement disposé, c'est lui parler d'une
précaution qu'il ne consentira jamais à prendre.
Un seul remède serait vraiment efficace et logique : celui de renoncer à la peinture au blanc
de plomb que l'on peut facilement remplacer,
comme on le verra (p. 280), et que l'ignorance
seule continue à nous imposer.

Pour ce qui est du grattage des vieilles peintures, M. Chevreul a, depuis longtemps déjà,
suggéré un moyen qui semblerait devoir faire
disparaître tout danger. Il consiste à mouiller
au préalable avec de l'*eau seconde* la peinture à
gratter (1). Ce procédé nous semble préférable
au brûlage, suivi aussi du grattage et de la production de poussières abondantes, comme je
m'en suis assuré directement. Les discussions
du Congrès international d'hygiène de 1878
nous ont appris combien sont dangereuses ces
opérations du brûlage et du grattage, quand

---

(1) Toutefois, les ouvriers ne doivent pas toucher directement avec leurs mains les peintures ainsi traitées à la
soude. En effet, d'après M. Melsens, le plomb en présence de
l'alcali et de l'air devient soluble, et dans cet état son contact
direct avec la peau est fort dangereux.

toutes les conditions sont réunies pour en accumuler les effets sur le malheureux qui en est
chargé. On sait que les charpentes en fer de
l'intérieur des grands vaisseaux sont protégées
par un enduit de minium et de céruse que
l'on soumet au grattage lorsqu'il y a nécessité
de recourir à de nouvelles peintures; enfermés
dans un espace restreint et à peu près clos, les
ouvriers gratteurs sont, dans ces conditions, rapidement intoxiqués. C'est en vain qu'on les oblige
à se laver, à se doucher, à ne pas continuer ce
travail plus de deux jours de suite, à respirer
l'air frais de dix en dix minutes, à boire des limonades sulfuriques : toutes ces précautions,
d'une efficacité bien minime ou douteuse, n'ont
pas empêché les intoxications nombreuses observées et publiées par les hygiénistes anglais.

Le broyage avec l'huile de lin siccative des
couleurs dans lesquelles entre la céruse sèche
est une cause de danger qu'on pourrait facilement restreindre et presque annuler, ainsi que
nous l'avons déjà dit plus haut. Il suffirait de
ne plus employer la céruse en poudre, dont les
poussières s'élèvent sans cesse autour de l'ouvrier broyeur de couleurs, mais bien le blanc
de céruse préalablement et mécaniquement
malaxé avec de l'huile dans les céruseries elles-

mêmes. Il n'y a absolument aucune raison de
ne pas adopter cette pratique, qui répond même
à une économie notable. Elle aurait le double
avantage de protéger les ouvriers cérusiers qui
n'auraient pas à broyer et moudre la céruse
sèche, et les peintres broyeurs qui ne manie-
raient plus qu'une substance incapable de produire des poussières.

Dès lors le danger occasionné par le broyage
n'existerait que pour les broyeurs et tamiseurs
d'émail et de couleurs à l'eau. Encore peut-on
aujourd'hui obtenir ces dernières avec des substances à peu près inoffensives.

Quant à l'absorption par la peau du blanc de
céruse employé comme peinture, elle peut
être rendue bien minime si les ouvriers peintres
se préoccupent tant soit peu de la propreté
de leurs brosses et des manches de leurs
pinceaux. On a fait la remarque que les peintres
belges, italiens, suisses et allemands, qui observent moins que les ouvriers français les soins
de propreté parsonnelle, sont aussi sujets dans
une proportion plus grande que ces derniers
aux coliques de plomb.

Mais il est un moyen radical de faire disparaître tout danger pour nos peintres.

On sait que l'on a proposé pour la peinture

à l'huile de remplacer le blanc de plomb par d'autres préparations inoffensives, telles que la craie, le sulfate de baryte, le blanc ou oxyde de zinc, le sulfure de zinc, etc., et divers mélanges de ces substances. Sous le second Empire, une commission fut nommée, dont A. Tardieu était rapporteur, commission, à laquelle fut posée la question de savoir s'il y avait lieu de prohiber l'emploi et la fabrication de la céruse.

Le rapport de Tardieu conclut à la continuation d'une tolérance qui depuis a fait de plus en plus de victimes. On a vu plus haut que dans les fabriques où les derniers perfectionnements de la mécanique et de l'hygiène de cette profession ont été adoptés, on observe encore aujourd'hui annuellement 4 cas de saturnisme pour 100 ouvriers. Or, on trouve dans ce rapport les passages suivants (1) :

« La fabrication de la céruse ne fait plus
« une seule victime dans les usines convena-
« blement établies, et *des années entières se sont*
« *écoulées sans qu'un ouvrier y ressentît l'empoi-*
« *sonnement saturnin.* En résumé, la fabrication
« de la céruse, dangereuse seulement par l'im-
« perfection des procédés employés, n'offre plus

---

(1) Voir Tardieu, *Dictionnaire d'hygiène publique*, t. III, p. 350.

« aujourd'hui aucune cause réelle d'insalubrité
« qui puisse être de nature à justifier la sup-
« pression de cette industrie. Il serait sans rai-
« son, comme sans justice, de fermer, comme
« compromettant la vie des ouvriers, des usines
« où *dans toute une année on n'en rencontre pas*
« *un seul atteint d'affections saturnines.* »

Puis, parlant de l'emploi de la céruse en peinture et des dangers qu'elle présente, le rapporteur ajoute :

« D'ailleurs, un remède plus certain existe
« aujourd'hui et peut être considéré comme
« éprouvé : c'est le blanc de zinc, dont l'inno-
« cuité ne pourrait être proclamée trop haut
« et qui a déjà remplacé, en partie, la céruse
« dans les travaux des bâtiments. L'hygiène ne
« peut qu'applaudir à ce progrès. Là se borne
« sa mission, puisque, d'une part, les moyens
« existent de neutraliser les effets délétères de
« la peinture au blanc de plomb, et que, d'autre
« part, ceux-ci tendent à disparaître radicale-
« ment avec la substance qui les produit devant
« la supériorité hygiénique du blanc de zinc. »

On a vu plus haut que, loin de disparaître
radicalement, l'empoisonnement saturnin à
Paris avait quintuplé depuis que ces lignes ont
été écrites.

A la suite du rapport de Tardieu, la commission nommée par les deux comités réunis des *Arts et Manufactures* et d'*Hygiène publique*, conclut à la non-suppression de la fabrication de la céruse et de son emploi dans l'industrie et les arts.

Il y aurait lieu de revenir aujourd'hui sur ces conclusions au moins optimistes, qui datent d'ailleurs d'une époque où l'on fermait volontiers les yeux quand il s'agissait de personnalités puissantes. Il est bien évident qu'on ne saurait demander, même à cette heure, la suppression radicale de la fabrication de la céruse : cette substance est indispensable à quelques industries. Mais n'y aurait-il pas lieu d'en réglementer la production et l'emploi, d'une part, en interdisant la vente de la céruse sèche aux peintres et broyeurs de couleurs, et en demandant à nos Administrations de n'accepter dans leurs marchés que de la céruse préalablement broyée à l'huile; d'autre part, en cherchant à remplacer de toutes les manières possibles la peinture au blanc de plomb par des enduits ne contenant que des substances inoffensives, au moins dans les cas où il s'agit de revêtir et d'orner l'intérieur de nos demeures? Cette question, soulevée déjà en 1783 par Guyton de

Morveau, paraît avoir été complètement et pratiquement résolue. Un industriel parisien, M. Le-
claire, a obtenu avec le zinc des blancs aussi purs
et presque aussi beaux que ceux à la céruse. En
Angleterre, une fabrique de Liverpool produit
un blanc à base, non plus d'oxyde, mais de
sulfure de zinc, d'une blancheur et d'un corps
que la céruse elle-même ne paraît pas posséder.
Cette peinture, s'il faut en croire une commu-
nication faite au Congrès international d'hygiène
de Paris en 1878 (1), couvre près de deux fois
plus que le blanc à l'oxyde de zinc, et un quart
de plus que la meilleure céruse. Elle revient au
même prix. Ajoutons qu'elle n'offre aucun danger, qu'elle conserve indéfiniment sa blancheur,
enfin qu'elle n'exerce aucune action chimique
sur les métaux. Une seule usine de Liverpool
en fabrique 25 tonnes par semaine, et une nouvelle près de 50 tonnes. Souhaitons que notre
pays ne reste pas longtemps en dehors de ce
progrès, et n'oublions pas que chaque année,
à Paris seulement, 240 malheureux peintres, et
160 cérusiers, plus de 400 ouvriers, sont victimes de notre inertie !

On ne saurait contester, même au point de

_____

(1) Voir *Compte rendu sténographique*, t. I, p. 636.

vue industriel et pratique, les avantages du blanc de zinc. Telle est l'opinion formulée dès 1849 par les architectes les plus renommés de cette époque (1). Dans un important rapport des architectes de la ville de Paris consultés à ce sujet, il est dit : « En résumé, la peinture au blanc de zinc étant *plus économique, plus belle, plus durable* que l'autre, il convient d'inviter les architectes à l'adopter dans leurs travaux ». Mêmes conclusions d'une commission nommée par le ministre de la marine (2) : Le blanc de zinc, y lit-on, couvre plus de surface que la céruse dans la proportion de 1,25 à 1. Son emploi procure un avantage de 5 à 14 pour 100.

En résumé, dit M. Paillard dans l'intéressant travail qu'il a présenté, en 1879, à la *Société de médecine publique*, pourquoi n'emploie-t-on pas le blanc de zinc malgré tous ses avantages reconnus par les hommes les plus compétents du métier?

(1) Blouet, Lesueur, Achille Leclerc, Viollet-le-Duc, Vaudoyer, Visconti, Duban, tous de l'Institut; Bartaumieux, Lassus, Labrouste, Guenepin, Bruzard, etc. Tous ces architectes, pour la plupart à la tête de grands travaux publics, ont donné sur l'excellence des blancs à base de zinc des certificats cités dans le Rapport de Chevalier sur ce sujet, fait à la Société d'encouragement en 1849.

(2) Tous ces rapports sont cités dans un travail de M. Paillard, architecte en chef de la préfecture de police. *Revue d'hygiène,* t. I, p. 1004.

« C'est, dit-il, parce que ce blanc trop peu connu des entrepreneurs pourrait paraître favoriser les intérêts de quelques compagnies industrielles, en particulier de celle de la *Vieille Montagne*. »

« Parce que la peinture au blanc de céruse est d'un emploi qui demande moins de soins que celle au blanc de zinc. »

« Parce que la fraude est plus facile avec le blanc de céruse qu'on mélange facilement de 70 pour 100 de sulfate de baryte, quand ce n'est pas de blanc de Meudon. »

« Parce qu'enfin la routine aura toujours une grande puissance. »

Absorbé par la bouche et l'estomac, par la peau, par le poumon, le plomb se retrouve chez les ouvriers intoxiqués sous deux formes : à l'état partiellement insoluble ou de dépôt à la surface des gencives, de l'estomac, de l'intestin, du poumon, de la peau ; à l'état assimilé, dans les reins, le sang, la chair musculaire et le tissu nerveux.

Il est facile de démontrer l'existence du plomb déposé sur les muqueuses et la peau. Le liséré bleu des gencives des saturnins n'est qu'un dépôt de sulfure dû aux sels de plomb qui ont lentement et mécaniquement pénétré les muqueuses. Chez ces malades, il suffit d'un bain

16.

sulfureux pour donner à leur peau une teinte brune spécifique que l'on remarque surtout sur les ongles et qui est indicative du plomb que les sulfhydrates alcalins transforment sur place en sulfure noir. Quant au plomb absorbé et partiellement assimilé, on le retrouve dans les cendres de la plupart de nos tissus et quelquefois en quantité très grande. Voici quelques dosages donnés autrefois par Devergie, indiquant les quantités de ce métal retirées des organes d'un homme mort d'encéphalopathie saturnine :

Estomac....................	30 milligrammes.
Intestins....................	beaucoup (dosage perdu).
Poumons....................	impondérable.
Reins (248 gr.)...............	2 milligrammes.
Vésicule du fiel et bile........	4 —
Chair musculaire (500 gr.).....	26 —
Sang (214 gr.)...............	50 —
Dents........................	1 —

Le plomb se retrouve aussi dans le cerveau (1). Les nombres suivants sont dus à Personne, alors pharmacien en chef de la Charité; ils sont relatifs à deux encéphalopathies des services de MM. Vulpian et Raynaud.

1er cas : Plomb cérébral..................	0gr,015
2e cas —	0 ,001

(1) Le cerveau des saturnins est jaunâtre, ictéroïde. Il est résistant à la pression. Ses circonvolutions sont tassées, aplaties. Elles sont dures comme le seraient celles d'un cerveau congelé.

Contre le plomb déposé à la surface de la
peau ou sur les muqueuses, les moyens de propreté, tels que lavages et rinçages plus haut
indiqués, sont nécessaires surtout aux heures des
repas. Il faut que les ouvriers peintres évitent
le mieux possible les poussières; qu'ils ne travaillent jamais sur des matières sèches; qu'ils
époussettent leurs vêtements hors des ateliers
ou des locaux où ils habitent et prennent leurs
repas. Tous ces moyens déjà mentionnés pour
les cérusiers doivent être rappelés lorsqu'il s'agit
des peintres, enduiseurs et broyeurs de couleurs.

Pour ce qui est de cette partie des composés
plombiques déjà absorbée et assimilée qui met
le patient sous la menace incessante de l'empoisonnement saturnin, les légers laxatifs, la
privation de liquides acides, tels que le vinaigre,
l'alimentation saine et suffisante, l'usage des
eaux légèrement alcalines et du soufre à l'intérieur, enfin et surtout l'abstention de tout excès
alcoolique : tels sont les précautions et moyens
principaux qu'on peut considérer comme cons-
tituant le traitement essentiel des ouvriers en
puissance d'intoxication saturnine.

V. — Doit-on employer un traitement préventif contre l'empoisonnement saturnin imminent ?

Avant de quitter ce sujet, il est, croyons-nous, nécessaire de rechercher s'il y a lieu de recourir, soit pour les cérusiers, soit pour les peintres, soit en général pour tout ouvrier qui peut être atteint de saturnisme, aux moyens qu'on pourrait appeler préventifs. Est-il bon de traiter ces ouvriers en vue des accidents auxquels ils sont notoirement exposés, alors même qu'ils sont encore en santé, ou vaut-il mieux ne recourir aux moyens thérapeutiques que si les premiers symptômes de l'empoisonnement saturnin viennent à se produire?

On a proposé, pour prévenir les accidents d'intoxication par le plomb, divers prophylactiques, parmi lesquels les plus recommandés sont : l'emploi journalier du lait, les légers laxatifs, les bains sulfureux, les limonades sulfuriques, l'iodure de potassium, l'usage des aliments salés.

Pour le lait, on ne saurait mieux faire que de conseiller aux ouvriers cérusiers et peintres de boire tous les jours une certaine quantité d'un aliment, sain par lui-même, nutritif, en général de facile digestion, et très légèrement laxatif, surtout alors qu'on l'additionne d'un peu de miel. Le lait paraît même avoir donné de bons résultats dans le traitement de la colique confirmée des peintres. Mais il est, croyons-nous, imprudent d'exiger, comme on l'a fait, que l'ouvrier apporte et consomme cet aliment dans la fabrique ou sur le chantier. N'oublions pas que toute substance qui a séjourné à proximité des poussières plombiques doit être tenue pour suspecte ; que ces poussières ténues voltigent partout dans certaines parties des ateliers, comme le démontre la blancheur suspecte des planchers et des charpentes ; que l'ouvrier, éminemment insouciant, ne songe même pas à protéger ses aliments ; que s'il prend ses repas dans les locaux même où l'on produit et manipule ces préparations dangereuses, ce sera presque toujours avec des mains d'une propreté insuffisante, souvent encore couvert de ses vêtements de travail. Aussi croyons-nous sage de conclure, avec la plupart des hygiénistes, qu'aucune substance alimentaire, même le lait, ne doit être consommée dans les ateliers où l'on fabrique la céruse et où l'on broie des couleurs.

Les limonades sulfuriques, après avoir été

très généralement conseillées, sont tombées en désuétude. Les chefs d'usine que j'ai consultés à cet égard m'ont tous répondu qu'ils n'en avaient jamais reconnu l'efficacité comme moyen préventif. Le sulfate de plomb, que l'on tente ainsi de produire au sein de l'économie, quoique à peu près insoluble dans l'eau, est toxique pour les animaux, d'après les recherches du professeur Melsens, de Bruxelles. Il se dissout d'ailleurs dans une foule de matières organiques, le sucre, les tartrates, etc..., qui se rencontrent dans beaucoup d'aliments.

Quant à l'iodure de potassium, il a été préconisé à juste titre depuis près de trente-huit ans par M. Melsens, auquel l'Institut accorda, en 1877, pour ses utiles et belles recherches relatives à l'emploi de ce médicament dans les empoisonnements mercuriels et saturnins, le prix des arts insalubres (1). Il est incontestable que l'usage de l'iodure de potassium, et même du sel marin, favorise l'élimination du plomb par les urines, les sueurs et la salive. Mais nous ne pensons pas, contrairement à l'opinion de M. Melsens, qu'un tel médicament doive être conseillé d'une manière générale à tous les

---

(1) Voir les recherches de M. Melsens dans les *Annales de chimie et physique*, 3ᵉ série, t. XXVI, p. 252.

ouvriers aptes à contracter l'empoisonnement
saturnin, ni même être mis entre les mains d'un
chef d'usine ou d'atelier, qui serait chargé de le
distribuer à sa guise. La prolongation indéfinie
de ce traitement amènerait certainement un certain nombre de cas d'iodisme (1). Si l'on ne dis-
tribuait l'iodure que d'une façon intermittente,
alors que l'inappétence, la constipation, les coliques indiqueraient un début d'empoisonnement
par le plomb, on exposerait certainement beaucoup d'ouvriers à une aggravation, souvent fort
dangereuse, ainsi qu'il résulte des expériences
de M. Melsens lui-même (Voy. p. 238 du Mémoire cité). Le faire prendre à petites doses et
d'une façon continue, ne serait-ce pas augmenter l'insouciance du danger et l'incurie de
ceux qui se croiraient ainsi à l'abri de toute
intoxication ? Rappelons enfin que, d'après
les expériences de M. le Dr G. Pouchet (2),
l'iodure de potassium n'a pas pour effet, chez
les saturnins, d'éliminer le plomb d'une
façon continue : après que le malade sou-

___

(1) On sait que l'iodate de potasse, dont l'iodure est quelquefois souillé, est un violent poison. Les plus petites quantités
de ce sel, lorsqu'on en répète l'usage, doivent être tenues pour
suspectes.

(2) Gabriel Pouchet, *Archives de physiologie normale et
pathologique*, 1879.

mis à l'influence de l'iodure alcalin a excrété, principalement par ses urines, et
durant six à dix jours, une dose notable de
plomb, l'effet du médicament s'épuise, lors
même qu'on en prolonge l'action ou qu'on en
augmente la dose. On ne trouve plus alors que
des traces de plomb dans les urines du malade.
Il faut un certain temps de repos, deux à trois
semaines, pour que l'économie redevienne apte
à subir de nouveau d'une manière heureuse
l'influence du médicament . Ce n'est qu'à ce
moment que l'élimination du plomb par le traitement ioduré reprend de nouveau toute son
énergie.

En présence des propriétés éminemment alté-
rantes de l'iodure de potassium, de l'iodisme
qu'entraîne son usage prolongé, de son danger
dès qu'il contient même des traces d'iodate et
d'iodite, de la bizarrerie de son mode d'action,
nous pensons qu'il est prudent d'en réserver
l'emploi au médecin, de ne le prescrire qu'à
très petites doses au début (0^{gr},6 à 1 gramme
par jour), lorsque les premiers accidents saturnins sont constatés, sans en prolonger jamais
l'emploi pendant plus de dix jours. On ne devra
le reprendre ensuite qu'après deux à trois sep-
ténaires.

Au lieu de conseiller l'usage continu, et pouvant devenir abusif surtout entre des mains inexpérimentées, de l'iodure de potassium, il est préférable de suivre l'exemple de quelques chefs de fabrique intelligemment préoccupés de la santé de leur personnel. La visite du médecin est imposée à tous leurs ouvriers une fois par semaine au moins. Dès que les premiers accidents se produisent : l'insomnie, la constipation, le liséré bleu des gencives, la faiblesse musculaire, l'arthralgie, etc..., le malade est mis en quarantaine ; il ne reprend son travail que lorsqu'à la suite du repos, des bains sulfureux, de l'administration modérée de l'iodure, etc., ces premiers symptômes ont disparu. Mais si sa conduite irrégulière, l'abus des alcooliques, son insouciance naturelle, la faiblesse ou la sensibilité spéciale des a constitution, provoquent une nouvelle rechute, l'ouvrier est jugé incapable de continuer cette profession, et les ateliers lui sont définitivement fermés.

VI. — Conclusions de ce chapitre.

Quelques mots nous suffiront pour résumer les faits relatifs à l'intoxication saturnique chez

les ouvriers qui manient le plomb et ses préparations.

Près de quatre cinquièmes des cas de saturnisme frappent les cérusiers, peintres, broyeurs
de couleurs, enduiseurs, fabricants de papiers
glacés, etc.

On peut réduire dans une énorme proportion
les cas d'empoisonnement, en renonçant, comme
il est reconnu possible dans la majeure partie
des cas, à l'usage de la céruse en poudre.

On peut diminuer encore très notablement
le nombre de saturnins, déjà fort réduit si l'on
accepte la pratique précédente, en revenant aux
anciens modes de peinture, ou ce qui vaut
mieux encore, en substituant l'oxyde ou le sulfure de zinc au carbonate de plomb. Cette
substitution est considérée comme pratique et
avantageuse par les architectes les plus autori-
sés.

Dans l'état de choses actuel, les meilleures
précautions à recommander aux ouvriers qui
touchent au plomb et à ses combinaisons sont
les suivantes :

Éviter tout excès, surtout l'abus des boissons
alcooliques ;

Recourir à une alimentation substantielle,
user du lait légèrement miellé, manger des mets

salés, se priver autant que possible de ceux qui sont acidules ;

Considérer comme très prudente une extrême propreté des vêtements et de sa personne ; répéter souvent les lavages des mains, du visage, de la bouche et des narines ;

User des bains sulfureux au moins une fois par semaine ;

Employer modérément et d'une façon intermittente l'iodure de potassium dès le début des accidents saturnins ;

Changer de profession si une première intoxication est suivie de rechute (1).

(1) Voir pour ces prescriptions la *pièce annexe,* et spécialement la page 303.

RÉSUMÉ DE L'OUVRAGE

Le présent ouvrage peut se résumer en quelques mots.

Grâce aux progrès de l'industrie, à l'introduction d'usages nouveaux, aux exigences multiples de la vie moderne, aux facilités de la fraude, le cuivre et le plomb nous accompagnent aujourd'hui partout.

Le cuivre, à cause de la solubilité de ses sels, de leur couleur tranchante, de leur goût répugnant, de leur action émétique, etc., ne cause presque jamais d'accidents aigus ou chroniques de quelque gravité ; le plomb, grâce au goût peu prononcé et non désagréable de ses composés, à leur couleur nulle, à leur insolubilité qui n'empêche pas leur toxicité, s'introduit dans nos organes par une foule de voies et constitue, dans les conditions où nous vivons, un danger permanent.

Autant il est futile de se préoccuper sans me-

sure des empoisonnements possibles par le cuivre, autant il est imprudent de ne point tenir
compte de l'influence incessante du plomb qui,
même sous un poids minime, amène rapidement une anémie profonde.

A faible dose, le cuivre ne produit généralement aucun effet ; à dose plus élevée, le cortège
bruyant des symptômes qu'il provoque avertit
du danger ; danger généralement passager qui
se dissipe de lui-même, grâce aux propriétés
émétiques de ce métal.

A petite dose, le plomb agit d'une façon in-
sidieuse, lente, progressive. Le poison a pénétré
partout avant qu'aucun effet éclatant n'ait signalé sa présence ou sa spécificité.

De ce qu'on a longtemps affirmé la toxicité
du cuivre d'après des statistiques sans contrôle
et de nombreuses condamnations judiciaires,
faut-il se croire en droit de continuer à penser
et à dire que l'emploi du cuivre constitue un danger permanent et a été la cause d'accidents mul-
tipliés ? Je dis : *non*. Et je prie instamment tous
ceux qui pourraient encore en douter de relire
attentivement les faits que je relate dans la
première partie de ce livre, au chapitre
premier.

De ce que nous absorbons journellement le

plomb par mille voies diverses et sous faibles
poids sans qu'il en résulte des effets apparents
immédiats, faut-il conclure que ce métal n'est
point aussi toxique qu'on aurait pu le croire ?
Je suis loin de le penser et je renvoie le lecteur
qui douterait encore du danger incessant que
crée autour de nous le plomb qui nous arrive
sous tant de formes, au chapitre relatif aux
effets produits par les petites doses de ce métal
quotidiennement absorbées.

ANNEXE

ANNEXE

A la suite de deux rapports dus à l'auteur de ce livre et cités au cours de l'ouvrage sur *la fabrication de la céruse* et sur *l'intoxication saturnique à Paris*, le Conseil d'hygiène et de salubrité de la Seine, dans sa séance du 25 novembre 1881, approuvait les Instructions formulées par l'une de ses Commissions nommée dans le but d'étudier et de définir les précautions à prendre et à indiquer aux patrons et aux ouvriers pour éviter le mieux possible l'intoxication saturnine. C'est cette Instruction que nous publions ici en annexe. Elle doit être affichée dans tous les ateliers où l'on fabrique et où l'on emploie les composés plombiques.

INSTRUCTION

RELATIVE AUX

PRÉCAUTIONS A PRENDRE

DANS LES

Usines, ateliers, chantiers, etc.,
où l'on se livre soit à la fabrication, soit à la manipulation
du plomb et de ses divers composés.

Les fabricants de céruse, massicot et minium ; les patrons d'ouvriers peintres en bâtiments, voitures et meubles coloriés, les mastiqueurs, ponceurs, brûleurs de peinture ; les fabricants de potée d'étain ; les potiers d'étain, de terre émaillée, les faïenciers, les fabricants d'émaux ; les fondeurs de plomb et de ses alliages ; les marchands et broyeurs de couleurs ; les fondeurs et polisseurs de caractères d'imprimerie ; les chefs d'ateliers de typographie ; les polisseurs de glaces et de camées ; les fabricants et tailleurs de cristal ; les chaudronniers et mécaniciens ; les dessoudeurs de boîtes de fer blanc ; les cartouchiers ; les apprêteurs de poils, de cuirs et de dentelles à l'acétate de plomb et à la céruse ; les fabricants de toiles cirées, papiers glacés, papiers peints, mèches à briquet plombifères, etc., etc., et en général tous les patrons ou chefs d'usines, d'ateliers, de chantiers où l'on manie le plomb et ses composés, doivent faire connaître à leurs ouvriers que ce métal et ses nombreuses préparations solubles ou insolubles sont vénéneuses, même par leur simple contact avec la peau, mais surtout lorsqu'on respire ou avale les poussières qui contiennent ce métal.

Ils sont tenus, chacun en ce qui les concerne, de veiller à la stricte application des prescriptions et précautions suivantes :

§ I. — **Prescriptions et précautions relatives aux usines, ateliers et chantiers où l'on se livre soit à la fabrication, soit à la manipulation du plomb et de ses composés.**

(A) — *Usines à céruse, massicot et minium.*

Les usines où l'on fabrique la céruse, le massicot, le minium doivent pouvoir être facilement ventilées, balayées, lavées à grande eau dans toutes leurs parties.

Les opérations de l'*écaillage*, de l'*épluchage* et de l'*écrasage* de la céruse et du massicot doivent être faites sous l'eau ou sur des matières sortant de l'eau et ruisselantes.

Les broyages et blutages de la céruse, du massicot et du minium, seront faits dans des appareils clos à parois de tôle rivée.

Les raclages, cassages, broyages, moutures, de ces substances, doivent être opérés autant que possible mécaniquement. Les manipulations directes avec jet à la pelle, les transports en chariots ou brouettes ouvertes sont interdits pour les matières sèches.

Les fours à calcination peuvent être construits dans les ateliers à la condition qu'on prenne les moyens nécessaires pour que toute poussière ou fumée plombique soit entraînée au dehors.

Toutes les semaines les charpentes, murs, planchers des ateliers doivent être lavés à grande eau pour enlever avec soin toutes les parcelles toxiques.

Un tuyau de conduite d'eau, muni d'un robinet au moins par trois hommes, doit se trouver à la sortie des ateliers, afin que les ouvriers puissent, deux fois par jour, procéder aux soins de propreté indispensables à leur santé, soins dont il sera parlé au paragraphe II.

Les patrons et chefs d'ateliers doivent veiller à ce que les blouses ou autres vêtements de travail restent à la fabrique pendant que les ouvriers vont prendre leurs repas au dehors. Ces vêtements seront battus et brossés plusieurs fois par semaine hors des heures de travail et loin des ateliers.

L'emploi de l'huile dans la fabrication de la céruse diminue d'une façon très efficace les inconvénients constatés dans la fabrication de la céruse à sec ou à l'eau.

Un registre spécial mis à jour à chaque visite par le médecin indiquera l'origine de l'ouvrier, ses précédents pathologiques, ses occupations antérieures dans la fabrique, la nature de son travail

actuel, son état de santé au moment de la visite
hebdomadaire.

(B) — *Ateliers et chantiers de peintres en bâtiments,
broyeurs de couleurs, ponceurs, etc.*

Ces ateliers et chantiers doivent être bien aérés
et largement ouverts partout où il peut se produire
des poussières provenant du broyage, ponçage et
brûlage des couleurs et peintures plombifères.

Les ouvertures seront laissées béantes toutes
les fois que des peintures à la céruse sont apposées
sur les murs, les meubles, etc., et tant que celles-
ci ne sont pas desséchées.

Les blutages ou tamisages, les transvasements, les
mélanges de couleurs, ne doivent pas être faits dans
le local où séjournent habituellement les ouvriers.

Toutes les parties de l'atelier doivent être lavées
à grande eau chaque fois que des poussières toxiques se sont produites et déposées sur les murs,
les charpentes, le mobilier, etc.

Le patron, ou en son absence le chef d'atelier,
est tenu de surveiller sévèrement la mise en pratique de ces précautions, et de s'assurer que ses
ouvriers, avant d'aller prendre leur repas, quittent
leur blouse de travail et procèdent aux soins de
toilette nécessaires.

On ne peut que désapprouver entièrement le
broyage de la céruse sèche à la main, et son mélange à l'huile au moyen de la molette. Cette pratique est la cause d'un grand nombre d'accidents. Il
est de beaucoup préférable, pour broyer la céruse

avec les diverses couleurs, de prendre celle qui a été préalablement mélangée à l'huile dans les fabriques.

(C) — *Autres ateliers où l'on manie le plomb et ses diverses préparations.*

Partout où l'on manie le plomb, ses alliages et ses autres préparations, les chefs d'atelier doivent éviter tout ce qui pourrait mettre inutilement l'ouvrier en contact direct avec le plomb en nature et ses divers composés.

Ils doivent veiller à la propreté minutieuse des ateliers et en exclure par des lavages répétés toutes les poussières plombiques.

Ils doivent autant que possible éviter tous battages, pelletages, trépidations, etc., qui pourraient se produire dans les pièces closes où travaillent les hommes ; ces opérations occasionnent et soulèvent des poussières plombiques dangereuses.

Dans aucun cas, l'ouvrier ne sera astreint à broyer ou bluter des préparations plombiques telles que : émail en poudre, cristal, potée d'étain, fards, cendres plombiques, alquifoux, couleurs en poudre à la céruse, etc., autrement qu'en vases clos.

On ne doit pas laisser les ouvriers séjourner, et moins encore prendre leurs repas, dans des enceintes où se dégageraient notoirement des poussières contenant du plomb.

§ II. — Prescriptions et conseils relatifs aux ouvriers.

Les ouvriers qui manient le plomb sous toutes ses formes : métal, alliages, préparations solubles ou insolubles, doivent considérer comme certain que l'absorption du toxique peut se faire par le simple contact avec la peau, mais qu'elle a surtout lieu par la bouche, les narines et le jeu de la respiration. Ils sont par conséquent tenus, dans l'intérêt commun, de prévenir tout dégagement de composés plombiques à l'état de poussières et d'éviter tout contact direct inutile avec le plomb et ses préparations. La propreté de leur personne, de leurs vêtements, de leurs outils, et en particulier de leurs mains, de leur figure et plus particulièrement de leur bouche au moment de leurs repas, est une condition indispensable de leur santé.

Ces précautions, jointes à une bonne alimentation, si l'on évite tout excès et en particulier l'abus des boissons, suffisent pour rendre leur travail à peu près inoffensif.

Tout ouvrier sortant d'une céruserie, plomberie, chantier de peinture en bâtiments, cristallerie, émaillerie, etc., doit, par conséquent, se laver les mains, la face, les narines, et se rincer la bouche avec le plus grand soin. Pour cela, après s'être vivement frotté les mains, les avant-bras et les sillons des ongles avec du sable ou de l'argile mis à sa disposition par le patron, il se rincera dans l'eau courante. Il devra procéder alors au lavage des narines, de la bouche, de la figure, épousseter ses vêtements de ville, éponger ses chaussures, etc.

Tout ouvrier qui sort d'un atelier ou d'une fabrique ayant sur ses mains, ses bras, ses vêtements, des poussières ou des maculatures plombiques, s'expose à absorber le toxique, soit par les poumons, soit par la bouche durant les repas.

Aucun aliment ne doit être déposé ni consommé dans la fabrique ou l'atelier.

Les cérusiers, peintres, émailleurs, doivent plus qu'aucun autre éviter toute cause débilitante. La plus dangereuse est l'abus des boissons alcooliques.

Il est vivement conseillé au médecin de la fabrique de mettre momentanément au repos les ouvriers qui présenteraient le moindre liseré bleu des gencives, l'acidité fétide de l'haleine, l'insomnie, la colique sèche, la paralysie ou l'analgésie saturnine, et de ne les recevoir de nouveau que lorsque tous ces symptômes se seront parfaitement dissipés. Si une nouvelle attaque de saturnisme reparaissait, il devra, ainsi qu'on le pratique dans les usines les mieux tenues, définitivement renvoyer l'ouvrier incapable de reprendre ce dangereux travail.

Les ouvriers qui manient le plomb et ses composés doivent recourir à une alimentation suffisante et aussi substantielle que possible, user largement de lait légèrement miellé, manger salé, éviter les aliments acidules.

Les bains sulfureux ou savonneux pris toutes les semaines sont fort utiles.

Dès le début des accidents, l'ouvrier doit recourir au médecin qui jugera des précautions à prendre et de l'opportunité de l'usage interne de l'iodure de potassium qui, prescrit avec prudence, produit les meilleurs résultats. Ce médicament, employé comme moyen préventif dans plusieurs fabriques françaises du Nord et de la Belgique, ne doit être pris que sur l'ordonnance et sous la surveillance du médecin.

L'usage des boissons et limonades sulfuriques ne saurait être recommandé.

A. GAUTIER, *Rapporteur*.

Commissaires :

HILLAIRET, OLLIVIER, VILLENEUVE, CLOEZ, DESAIN (architecte).

TABLE DES MATIÈRES

Introduction.. v

PREMIÈRE PARTIE. — LE CUIVRE.

CHAPITRE I. — Conditions de toxicité du cuivre....... 1
    I. **Le cuivre est-il toxique**.............. 1
    II. **A faibles doses le cuivre peut-il être pris sans danger**.................... 9

CHAPITRE II. — Le cuivre dans l'alimentation....... 24
    I. **Le cuivre dans nos aliments journaliers. Cuivre dit** *normal*.............. 24
    II. **Le cuivre comme conservateur et colorant des matières alimentaires**.. 39

    (A) *Méthode Appert pour la conservation des matières alimentaires*................... 44
    (B) *Procédés de reverdissage*.................... 49
    (C) *Mesures prises contre l'introduction du cuivre dans les matières alimentaires*...... 60
    (D) *A quelles doses le cuivre existe-t-il dans les conserves reverdies au sulfate de cuivre*.. 63
    (E) *Premiers dosages de cuivre dans les conserves alimentaires*................... 64
    (F) *Dosage de cuivre, de plomb et d'étain dus à l'auteur. Méthode nouvelle pour la recherche des métaux vénéneux*........... 66

(G) *Observations critiques sur la pratique de l'introduction volontaire du cuivre dans les conserves d'aliments* 75

(H) *Conclusions* 87

CHAPITRE III. — Influence de quelques professions a cuivre sur la santé des ouvriers.. 90

Tourneurs, ciseleurs, etc., en cuivre 90

Chaudronniers. 93

Vert-de-grisiers..... 95

Horlogers 101

CHAPITRE IV. — Le cuivre peut-il être regardé comme un préservatif spécifique contre certaines maladies 105

I. **Le cuivre préserve-t-il du choléra....** 107

II. **Le cuivre préserve-t-il d'autres maladies infectieuses** 113

DEUXIÈME PARTIE. — LE PLOMB.

Préliminaire de la deuxième partie ...., ... 115

Causes accidentelles d'intoxication chronique par le plomb 117

CHAPITRE I. — Le plomb dans les aliments 126

I. **Méthodes suivies par l'auteur pour doser et rechercher le plomb** 126

II. **Plomb dans les aliments proprement dits** 132

(A) *Plomb dans les aliments végétaux* 132

(B) — *dans les conserves de poissons* 137

(C) — *dans le foie gras* 144

(D) — *dans les conserves de crustacés* 144

(E) — *dans les viandes conservées* 145

(F) *Conclusions relatives à l'existence du plom dans les conserves d'aliments* 148

III. **Plomb dans les boissons**.............. 150

(A) *Plomb dans l'eau potable*................ 150
(B) *Eaux artificiellement chargées d'acide carbonique*............................. 172
(C) *Conservation des boissons et condiments acides dans le cristal*.................. 178
(D) *Poteries vernissées au plomb*.............. 184
(E) *Action du vin, de la bière et du cidre sur la vaisselle d'étain*.................... 190

IV. **Plomb absorbé par l'étamage**........ 194
V. **Conclusion de ce chapitre**........... 203

CHAPITRE II. — AUTRES CAUSES D'ABSORPTION DU PLOMB PAR QUELQUES PRATIQUES DE LA VIE DOMESTIQUE 206

I. **Toiles vernies plombifères**........... 207
II. **Fards et cosmétiques**................. 210

CHAPITRE III. — EFFETS DES PETITES DOSES DE PLOMB JOURNELLEMENT ABSORBÉES........ 213

CHAPITRE IV. — LE PLOMB DANS L'INDUSTRIE............ 236
PRÉLIMINAIRES DU CHAPITRE IV. *Industries plombiques dangereuses; mécanisme de l'intoxication.* 236

I. **Fabrication de la céruse. Causes d'insalubrité**...................... 250
II. **Fabrication du massicot et du minium**.............................. 260
III. **Précautions à imposer aux ouvriers des fabriques de céruse et minium** 266
IV. **Peintres, enduiseurs, broyeurs de couleurs**.......................... 270
V. **Moyens prophylactiques et préventifs**............................... 284
VI. **Conclusions de ce chapitre**.... 289
RÉSUMÉ DE L'OUVRAGE.... 292

ANNEXE.

INSTRUCTION RELATIVE AUX PRÉCAUTIONS A PRENDRE
   DANS LES USINES, ATELIERS, CHANTIERS, ETC., OU
   L'ON SE LIVRE SOIT A LA FABRICATION, SOIT A LA
   MANIPULATION DU PLOMB ET DE SES DIVERS COMPOSÉS.   298

I. Prescriptions et précautions relatives aux usines, ateliers et chantiers où l'on se livre soit à la fabrication, soit à la manipulation
   du plomb et de ses composés...... .   299

(A) Usines à céruse, massicot et minium.......   299
(B) Ateliers et chantiers de peintres en bâti-
     ments, broyeurs de couleurs, ponceurs, etc.   301
(C) Autres ateliers où l'on manie le plomb et
     ses diverses préparations..............   302

II. Prescriptions et conseils relatifs aux
    ouvriers..........................   303

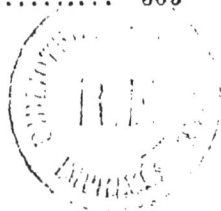

FIN DE LA TABLE DES MATIÈRES.

6653-82. — CORBEIL. Typ. et stér. CRÉTE

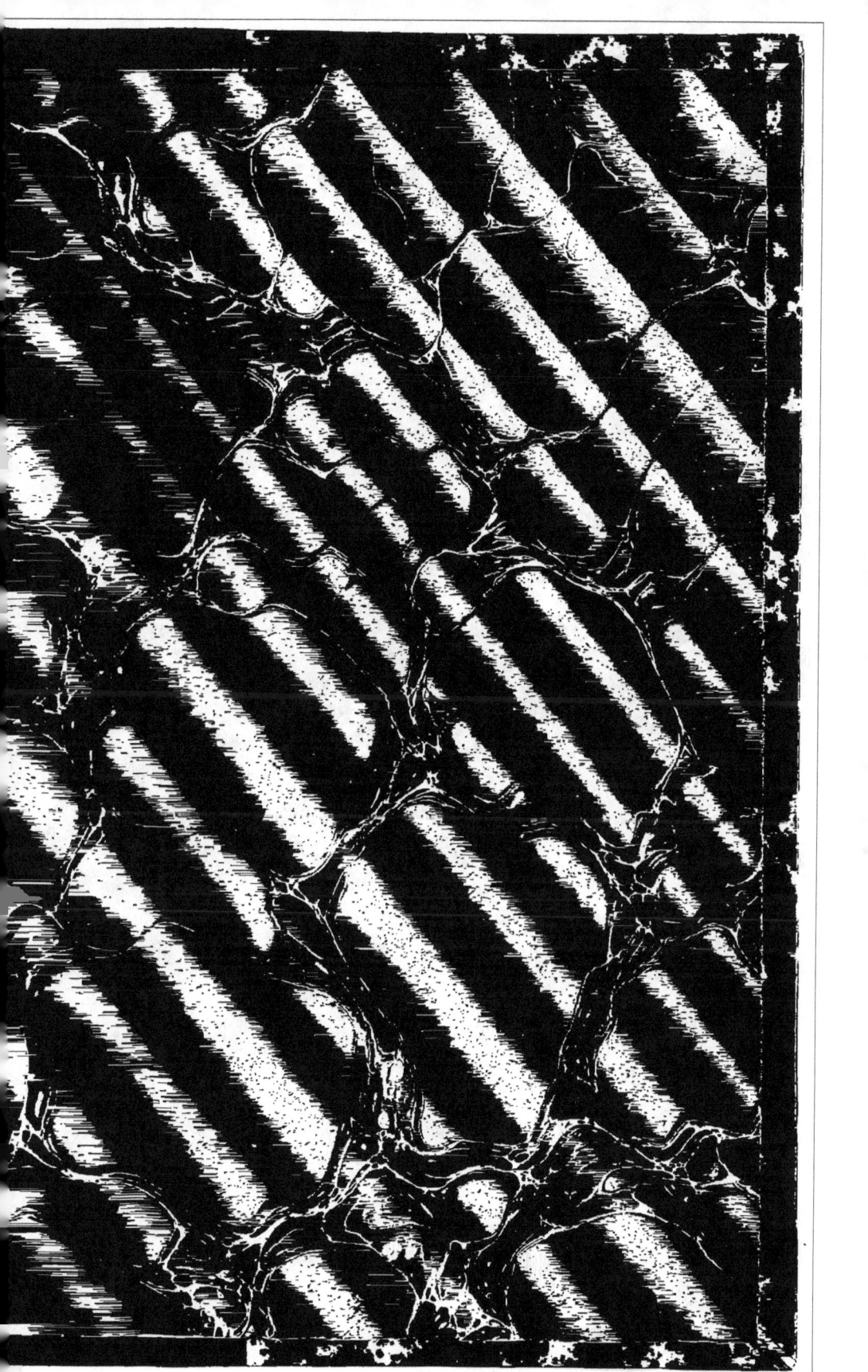

www.ingramcontent.com/pod-product-compliance
Lightning Source LLC
Chambersburg PA
CBHW032326210326
41518CB00041B/1215